बैचलर्स किचन

अपना स्वाद, अपना अंदाज़

युवान बुक्स
अनबाउंड स्क्रिप्ट का उपक्रम

बैचलर्सकिचन
प्रथम संस्करण : जनवरी, 2026

ISBN : 978-93-47125-73-7

प्रकाशक : अनबाउंड स्क्रिप्ट
2/41, अंसारी रोड,
दरियागंज, दिल्ली–110002
वेबसाइट : www.unboundscript.com
ई–मेल : books@unboundscript.com
फोन : 011-35807601

Bachelors Kitchen
by Vineet Kumar

Cover Design : Vrinda Sharma
Cover Curation : Nisha Rawat
Photography & Curation : Dharmendra, Prince Sam

मुद्रक : यश प्रिंटो ग्राफ़िक्स, नोएडा, उत्तर प्रदेश

मूल्य : ₹ 299/-

बैचलर्स किचन

अपना स्वाद, अपना अंदाज़

विनीत कुमार

युवान बुक्स

अनुक्रम

बात सिर्फ़ खाने- बनाने की है भी नहीं... 7

मनोरमा रसोईः ये भी कोई रसोई है! 21

मनोरमा रसोईः एक सुरक्षा कवच 41

लड़का भात बनाना तक नहीं जानता 59

भूख अपनी, चूल्हा अपना, स्वाद अपना 71

देखने का टीवी तो ताकता रहता है कड़ाही 85

रसोई: शहर का जीपीएस प्वाइंट 103

रसोई की खिड़की बहस से खुलती है 111

किचन की भी इन्टर्नशिप होती है 123

हॉस्टल की प्लेटें, पॉलिटिक्स बतियाती हैं 135

आओ सिंगल्स! अब फ़ेसबुक पर खाना बनाते हैं 151

बैचलर्सकिचनः हमारे यहाँ माहौल सैट किया जाता है 163

रेसेपी माँगकर हमें शर्मिंदा न करें 177

ये कटोरी, गिलास, चम्मच... सबके सब टेक्स्टबुक हैं 189

हैलो तोक्यो! पीलीवाली दाल कहाँ मिलेगी? 201

मेरी हीरो,
मेरी रोल मॉडल
सौम्या मैम के लिए...

बात सिर्फ़ खाने- बनाने की है भी नहीं...

'बैचलर्सकिचनः अपना स्वाद ,अपना अंदाज़' कोई कुकबुक या रेसिपी बुक नहीं है। ऐसा नहीं है कि इसे शुरु से आख़िर तक पढ़ने के बाद आप इंडियन, कॉन्टिनेंटल, चाईनीज...सब तरह की चीज़ें बनाना सीख जाएँगे। लंच-डिनर तो छोड़ ही दीजिये, इसे पढ़ने के बाद ब्लैक कॉफ़ी के लिए ठीक-ठीक पानी गर्म करना आ जाए तो समझिए वो भी बहुत है। लेकिन-

यह एक किताब है। एक ऐसी किताब जिससे गुज़रने के बाद आपको महसूस हो सकेगा कि ख़ुद के लिए खाना बनाने की झंझट से जो बिना सोचे-समझे किसी भी ढाबे- रेस्तरां की शरण में जा गिरते हैं या फिर मोबाईल फोन ज़िंदाबाद के साथ हाथ-पैर चलाने के बजाए ऑनलाइन डिलिवरी प्लेटफ़ॉर्म-ऐप के ग़ुलाम होते चले जाते हैं, ऐसा करने से हम अपनी ज़िंदगी के कितने सारे अनुभवों, छोटी-छोटी ख़ुशियों और बेहतर कल की संभावनाओं से ख़ुद को काट लेते हैं। इससे ठीक उलट, पढ़ाई-लिखाई, करिअर, नौकरी के नाम पर हमारा घर छूटता है लेकिन, हम देश के चाहे जिस कोने में भी चले जाएँ, ख़ुद से खाना बनाने की आदत बनी होने से घर लौट-लौटकर हम तक वापस चला आता है, ये बेहतर महसूस हो सकेगा। छूटकर भी न छूटने की आश्वस्ति और क्या खाएँ जैसे सवालों से टकराते रोज़ के जीवन से अलग एक इत्मिनान...

और तब इस इत्मिनान के भीतर से पैदा होगा, ख़ुद पर एक भरोसा जिसके बूते आप डीलक्स थाली तक तैयार करने लग जा सकते हैं।

अंजान शहर में, चौतरफा शोर के बीच भी कैसे अपना एक ऐसा कोना बन पाता है जहाँ ख़ुद को संभालने, सुलझाने और समय बिताने की गुंजाईश बनती है, यह किताब यही सब बताने, साझा करने की कोशिश में लिखी गई है। आप जब इस किताब से गुज़रेंगे तो लगेगा कि इसमें खाना बनाने की जगह की नहीं, किसी डिटॉक्स सेंटर की बात हो रही है। दिन भर की थकान, ऊब, तनाव और जवाबदेही के बीच से होकर, देर शाम घर लौटने पर एक ऐसे कोने की बात जिसके तार एक-एक करके उन कई बातों से जुड़ सकते हैं, जुड़ते चले जाते हैं जो हमारे भीतर रोज़ नए सिरे से उत्साह और भरोसा पैदा करती है कि जीवन में अपने हिस्से का सुख शामिल है । बुरे से बुरे वक़्त में, एक के बाद एक उदास मौसमों के बीच भी कैसे हल्दी-नमक-तेल-सब्ज़ी-दाल-चावल की दुनिया हमारे भीतर रंगत पैदा करती है और किसी तरह पेट भर लेने का लापरवाह अंदाज़ पीछे छूटता चला जाता है, इस अनुभव से गुज़रते हुए, आपसे साझा किए बिना रह जाना, बेमानी होती तो यह किताब लिख डाली।

एक लड़का जो घर में सबसे छोटा है। उसे हर बार इस बात का डर लगा रहता है कि जाने किस बात पर उसके भैया एक चपत लगा दें, उसकी दीदी ऐन वक़्त किस काम के लिए बाज़ार न भेज दे, पापा की नज़र पड़ते ही उसके साथ ईडी जैसा सलूक न करने लग जाएँ...इन सबसे बचने के लिए स्कूल के दिनों में वह अपनी स्टडी टेबल अपनी माँ की रसोई में लगा लेता है। उस रसोई का नाम *मनोरमा रसोई* है और यही उसका सुरक्षा कवच है। यहाँ आकर लड़के को धमकाने, काम के लिए बाज़ार भेजने से पहले उसकी माँ से टकराना होगा और वो बच्चे के ख़िलाफ़ जाकर कभी कुछ होने नहीं देगी। उस रसोई में एक तरफ उसकी माँ दाल में छौंक लगाती है, रोटी बेलती-फुलाती है, ख़ुश होने पर

हिन्दी सिनेमा के गाने गुनगुनाती है, अपने मर्दाने से नाराज़ होने पर उस दिन की कल्पना करती है कि जब वो इस दुनिया से चली जाएगी तो कैसे मर्दाने की अकड़ धरी की धरी रह जाएगी और कोई एक गिलास पानी तक नहीं पूछेगा! दुःखों का पहाड़ टूटने पर अपने दीनानाथ, सुरूज भगवान को अपना गवाह बनाती है। चूल्हे के आगे दोनों हथेलियाँ फैलाकर कहती है- आप तो सब देख ही रहे हैं, अब अलग से आपको क्या सब बताना..बस ई हमरा पिल्लू भरके बच्चा का रच्छा कीजिएगा। हमको कुछ हो-हवा गया तो ई टुअर हो जाएगा। भाई-बहिन के डर से हमरे ही आसपास घुरियाता रहता है।

लड़के के लिए मनोरमा रसोई सुरक्षा कवच तो है ही लेकिन उसके ठीक सामने की दीवार सिनेमा का वो पर्दा है जहाँ चूल्हे और उसके आसपास अनगिनत गतिविधियाँ चलती रहती है जिसकी सूत्रधार है उसकी माँ। उसे स्टडी टेबल के ठीक सामने की यह दीवार बेहद रोमांचकारी लगती है जिसके पास से कभी भांप उठते हैं, कभी छौंक तो कभी अधहन के खदकने की आवाज़ आती है. बोर्ड की परीक्षा तक ये लड़का यहीं पढ़ाई करता है, तैयारी करता है और सपने देखना शुरु करता है। खूब पढ़-लिखकर बड़ा आदमी बनने से पहले इस सुरक्षा कवच को तोड़कर अपना एक जीवन जीने का सपना। उसकी माँ उसे हर तीसरे-चौथे दिन याद दिलाती रहती है कि हम सब दिन थोड़े ही रहेंगे, सब दिन थोड़े ही सबसे बचाते रहेंगे, एक दिन तुमको सब अपने से करना होगा, सही-ग़लत का फैसला अपने से लेना होगा। मेरा तो ये है कि आज हैं, कल नहीं रहेंगे...

आज हैं, कल नहीं रहेंगे...वाक्य सुन-सुनकर बड़े हुए इस लड़के का एक दिन घर छूट जाता है, सुरक्षा कवच जैसी वो रसोई भी। पहले उसकी माँ शहर से छूटती है और फिर हमेशा के लिए उसके जीवन से...उसकी स्मृतियों में उसकी माँ इतनी गहरी धंसी है कि कई बार उसके न रहने

पर भी उससे संचालित होता है. उसके भीतर, माँ के जाने का दु:ख एक स्थायी परत बनकर तो जम ही गयी है लेकिन इस बात का एक घड़ी के लिए संतोष भी कि जाते हुए उसके हाथ तो पकड़कर रोक नहीं सका लेकिन वो स्वाद, काफी हद तक अपने हाथों में ट्रांसफर कर पाया।

जिस माँ को लड़के के स्कूल के दिनों में इस बात का डर लगा रहता कि चूल्हा-चौका का काम करने से कहीं इसका जेंडर तो नहीं बदल जाएगा,कॉलेज में आ जाने पर उसी लड़के को तोते की तरह एक-एक करके कई चीज़ बनाना, बरतना सिखाती है। घर से बाहर रहकर, दूसरे शहर में पढ़ाई करते हुए, खाना बनाना- सीखते और बनाते हुए तीन साल बाद लड़का महसूस करता है कि उसने एक ही साथ दो-दो सबजेक्ट में ग्रेजुएशन किया है। एक की डिग्री उसके पास है और दूसरी की वो रोज़ के जीवन को अपने ढंग से जीते हुए बिता पाता है, इसी बात का सबूत है। उसे खाना बनाते हुए घर की चीज़ें संभालते हुए, जैसे-तैसे कुछ भी खा लेने के बजाए बाक़ायदा टेबल पर चीज़ें जमाकर खाने, तस्वीरें खींचने-साझा करने में किसी भी तरह की झंझट महसूस नहीं होती बल्कि लगता है कि जीवन-रस तो यही है, ये उसी दूसरी डिग्री का असर है जो किसी क़ागज़ पर नहीं, उसके दिल-दिमाग़ पर छपी है।

उसे इस बात का भी संतोष है कि विदा लेती माँ ने जाने से कुछ समय पहले से यह कहना शुरु कर दिया था कि तुम फेसबुक पर एतना किसिम-किसिम का चीज बनाकर फोटू लगाता है तो कभी हमको भी टेस्ट कराओ और उसकी यह इच्छा एक रिचुअल सी बन गयी है कि दो दिन के लिए भी वो जब भी उसके शहर, उसके घर जाएगा तो एक वक़्त का खाना अपने हाथों से बनाकर सबको खिलाएगा और अपनी भाभी से शाबाशी पाएगा- एकदम लग रहा है कि माँजी के हाथ का बना खा रहे हैं।

तो क्या बैचलर्सकिचन के बहाने यह उस लड़के की आत्मकथा है जो पिछले पन्द्रह-सोलह साल से हैशटैग बैचलर्सकिचन नाम से फेसबुक पर खाने-पीने की तस्वीरें अपलोड करता आया है ? आत्मकथा है तो इतनी जल्दी क्यों, अभी तो जीने-जानने और समझने के लिए बहुत कुछ बचा है? जिस तरह यह किताब कुकबुक या रेसिपी बुक नहीं है, उसी तरह आत्मकथा भी नहीं। यह कॉलेज और उसके बाद पेशेवर ज़िंदगी में आकर, वो औसत ढंग के एक सिंगल का जीवन है जो दरअसल लाखों बैचलर-सिंगल का जीवन हुआ करता है। यदि यह इस एक लड़के की आत्मकथा है तो इसके नीचे एक हस्ताक्षर अभियान चलाया जाए और तब इसके जैसे हज़ारों बैचलर-सिंगल दावा पेश करने लगेंगे कि ये तो मेरे हिस्से का सच है।

सच भी यही है कि ये ऐसे असंख्य बैचलर-सिंगल के जीवन का सच है जो अपनी माँ से अतिरिक्त लगाव रखते हुए बड़े हुए, अपना घर-शहर-गांव-क़स्बा छोड़कर पढ़ने-लिखने-करिअर बनाने दूसरे शहर आ गए लेकिन न तो वो घर छूटा और न ही उनकी माँ। इनमें से जितने ने ख़ुद से खाना बनाना तय किया, जहाँ रहे वहीं उस घर का एक कोना जुड़ गया और माँ, दीदी, भाभी से साझेपन की एक नई दुनिया बननी शुरु हुई जो लड़के के बहुत पढ़-लिख जाने, लाट साहब हो जाने पर भी उससे आक्रांत नहीं हुए। ऐसे में रसोई और ख़ुद से खाना बनाने की आदत कैसे संवाद और संबंधों के बेहतर बनाए रखने का ज़रिया बनती है, यह किताब इन सबकी कहानी है।

उपर जो कहा न कि छूटकर न छूटने की आश्वस्ति, दरअसल यही वो बात है जो सुविधा, जल्दीबाज़ी, चलताऊ, आलस्य या फिर स्टेटस सिंबल की गिरफ़्त में पड़ने के बजाए बहुत ही बेसिक ढंग से सोचने की तरफ ले जाती है कि हमारे भीतर जो कुछ भी छूट जाने की कचोट है, उन्हें दोबारा हासिल कैसे कर सकते हैं और जिन्हें हम उपलब्धि मानते

हैं, वो कैसे हमारी नाकामी का नतीज़ा है...माँ के हाथ के खाने की तारीफ़ करके नॉस्टैल्जिया में डूबने के बजाय, उस हाथ के कौशल को सीखना होता है, ये समझना कहीं ज़्यादा ज़रूरी है.

आपमें से जिन्हें भी और जिनके दिमाग़ में ये बात आती है कि दिल्ली जैसे शहर में आठ से दस हज़ार में तो घर का सारा काम सहित दो वक़्त का खाना बनानेवाली "दीदी" बहुत ही आसानी से मिल जाती है और इतने पैसे देने में हम समर्थ भी हैं तो फिर इतनी मग़जमारी क्यों, इतने समय में तो हम कुछ और काम कर ले सकते हैं। शेयर-सट्टे में दिमाग़ लगाकर लाखों कमा सकते हैं, ढंग की किताबें पढ़ सकते हैं, कोई और कोर्स कर सकते हैं...यूट्यूबर हो सकते हैं, एन्फ्लुएंसर बनकर डिजिटल प्लेटफ़ॉर्म पर झंड़े गाड़ सकते हैं..ऐसे पचास काम कर सकते हैं जिनसे हमारी प्रोफ़ाईल बेहतर हो सकती है। हमने इतनी पढ़ाई-लिखाई इसलिए की, अभी कर रहे हैं कि खाने के लिए ख़ुद हाथ जलाएँ? यही वो एप्रोच है जिसके कारण हम रसोई के भीतर चल रही गतिविधियों के बीच से अपनी ख़ुशियाँ हासिल कर पाने से चूक जाते हैं। हम स्कूल-कॉलेज की फिजिक्स-केमेस्ट्री की लैब में ताप, दबाव, भाप,आदि पर न जाने कितने प्रयोग करते हैं और लगता है कि हमारा करिअर इसी पर टिका है लेकिन ऐसी दर्जनों गतिविधियाँ रोज़ रसोई में होती है जो अलग से कोई दावा नहीं करतीं लेकिन उन्हीं फ़ॉर्मूलों पर टिकी होती हैं जिन्हें हम आँखें टिकाकर पढ़ा करते हैं। लैब में हम-आप करें तो वो प्रैक्टिकल और रिसर्च है और रसोई में माँ या दीदी करें तो बोरिंग काम, जिसका कि कोई भविष्य नहीं है। फिजिक्स पढ़ते हुए हमें रसोई में जाने की ज़रूरत महसूस नहीं होती जहाँ आकार और बनावट पर स्वाद, गंध, और पसंद-नापसंद सब टिका है, केमेस्ट्री के प्रैक्टिकल करते हुए बर्नर पर उबलती चीज़ों के देखे जाने का कोई कनेक्शन नहीं समझआता बल्कि यह बात भी अटपटी लगती है तो यह किताब आपका हाथ पकड़ लेगी और सवाल करेगी कि ऐसी पढ़ाई का आगे करोगे क्या जब वो वापस जीवन में शामिल होकर उसे सुंदर ही नहीं करती !

मीडिया-साहित्य की कक्षा में हम अक़्सर कम्युनिकेशन के बारे में पढ़ा करते हैं। आप कुछ मत कीजिए, एक पतीले में पानी डालकर बर्नर ऑन करके रख दीजिए, उसके बाद देखिए कि थोड़ी देर बाद उस रसोई से क्या-क्या संप्रेषित होता है, उस वक़्त भाप के उठने से, पतीले पर वापस पानी की बूंद बनकर ठहर जाने, पानी के खौलने की आवाज़ से क्या कुछ याद आता है? एक बार दाल में हींग से, दूसरी बार लहसुन से और कभी तेजपत्ते से छौंक लगाने से कौन याद आने लग जाते हैं, किसकी शादी याद आती है, किसके घर के क़िस्से याद आने लगते हैं, किनके चेहरे आँखों के सामने नज़र करने लग जाते हैं...देखते-देखते स्मृतियों, आदतों, रिश्तों और प्रसंगों की ऐसी आवाजाही होने लग जाती है कि बैचलर-सिंगल की आपकी रसोई टीवी स्टूडियो सी लगने लग जाती है। आप तब ख़ुद से ही पूछने लगेंगे कि तो क्या रसोई से मीडिया और साहित्य की भाषा-संप्रेषण क्षमता नहीं सीखी जा सकती ?

"अभी नहीं, कमाना पड़ेगा तब इसे आटे-दाल का भाव समझ आएगा"...मेरी तरह शायद आप भी यह वाक्य सुनकर बड़े हुए होंगे। कुछ जो स्कूल-कॉलेज में होंगे, जब-तब अभी भी सुनते होंगे लेकिन इस वाक्य के पीछे की एक सच्चाई यह है कि हम कमाते हुए भी आटे और चावल का भाव नहीं जानते। मैं टीवी के कई ऐसे शो देखता आया हूँ कि सेलिब्रिटी को बिठाकर भिंडी-बैंगन-तोरी पहचानने कहा जाता है और वो ग़लत बताते हैं, उन पर ठहाके लगते हैं और सबका सो कॉल्ड 'फुल एंटरटेनमेंट' होता है। कार्यक्रम के होस्ट पूछते हैं- आपने कभी ख़ुद से कोई सब्ज़ी ख़रीदी है? पॉडकास्ट के इस दौर में इंटरव्यूज़ की जो बाढ़ आई हुई है, उसमें इस बात को लेकर कितना तूल दिया जाता है कि अच्छा आप अपनी कॉफ़ी खुद बना लेते हो? अच्छा, आपके पार्टनर ने अपने हाथों से सैंडविच बनाकर खिलाया? इन प्रसंगों से टीवी-रेडियो-अख़बारऔर अब डिजिटल प्लेटफ़ॉर्म भरा पड़ा है। इन सारी बातों के मूल में है कि हमारा उस तबके से सम्पर्क में आना कम हुआ जिनकी

मेहनत और पसीने से हमारी थाली और प्लेट की रंगत बनती है। हमारे दौर की कई सारी त्रासदियों के बीच की एक त्रासदी ये भी है कि जिन-जिन मोर्चों पर मानवीय स्तर के संवाद ख़त्म होते है, उन्हें उतना ही ग्लैमराईज़ किया जाता है। नहीं तो बाज़ार जाकर भिंडी खरीदना, बैंगन की पहचान करना...कोई ऐसी बात तो है नहीं कि ये शो में शामिल हो।

दिल्ली जैसे शहर में जहां किसी को किसी की फिक्र नहीं, सबसे सब बेतहाशा कमोवेश एक तरह की दौड़ में शामिल होकर बदहवास भागे जा रहे हैं, ऐसे में लोकल किराना दूकान से सूजी खरीदते हुए दूकानदार हसरत भरे अंदाज़ में पूछ दे- सूजी ले रहे हो, उपमा बनाने का इरादा है क्या ? यह दरअसल संवाद का वो सिरा है जिसे हम अपने बचपन के शहर-क़स्बे और उनकी गलियों में ढूंढते हैं जबकि वो मौज़ूदा शहर में भी संभव है, बर्शते कि हम रसोई को घर से माइनस करके “दीदी” की दुनिया न मानकर अपने मन का कोना बनाने की दिशा में सोचने लग जाएं.

रसोई में होना, अपने आसपास की दुनिया के क़रीब होना है। डायनिंग टेबल और रसोई के बीच की दूरी बहुत कम हुआ करती है, बमुश्किल से कुछ कदम ही लेकिन पीढ़ी-दर-पीढ़ी ख़ास तौर पर घर के पुरुष उस दूरी को भी पार न कर सके और एक बड़ी दुनिया से महरूम रह गए। स्त्रियों के हिस्से या उनके बूते बनी रही वो दुनिया ठीक वैसी ही नहीं हुआ करती जो डायनिंग टेबल पर आकर दिखाई देती है। ऐसे में जब हम रसोई में खड़े होते हैं, लगातार आना-जाना करते हैं, वाऊ-वाऊ से निकलकर हाऊ-हाऊ...एक बार फिर से बताना तो...के सिरे से खाना बनाने की इस जगह को अपनाते हैं, समझने की कोशिश करते हैं तो इसी रसोई का स्याह पक्ष हमारे सामने होता है जिसे एक सिंगल के चश्मे से देखकर मैंने उपर डिटॉक्स सेंटर कहा है।

मैंने अपनी माँ को आजीवन खाना बनाते बल्कि इसके नाम पर ख़ुद को झोंक देने की हद तक जाते देखा। जब तक समझ नहीं बनी, हम बस स्वाद, भूख और पसंद की कटोरी-गिलास-चम्मच की फरमाईश में ऐसा होने देते रहे और एक तरह से शामिल भी रहे...लेकिन अब जब सब याद करता हूँ तो लगता है कि जो रसोई हमारे लिए आज डिटॉक्स सेंटर है, वो किन हालतों में माँ जैसी लाखों स्त्रियों के लिए नहीं हो पाता, हम ख़ुद उसे नहीं होने देते। आप जब इस किताब से गुज़रेंगे तो जगह-जगह इसे पकड़ पाएँगे। हम-आप रसोई की खिड़की पर ठीक से खड़े होकर देखना शुरु करें तो एकदम से लगेगा कि हमें बाक़ी सारी चीज़ें पीछे रखकर ख़ुद के लिए खाना बनाना तो आना ही चाहिए। दो-चार और लोगों के लिए ऐसा कर सकें तो यह हमारे ही भीतर नए सिरे से भरोसा पैदा करेगा। कोरोना के दौरान यह बात मैंने बार-बार महसूस की। तीनों लहर में इसकी चपेट में आने, भरोसा खो देने के बीच हर बार फिर उसी उत्साह से खड़े हुए तो इसके पीछे की एक बड़ी वजह रही कि रसोई को जीवन से माइनस न होने दिया और मसाले के डब्बे से लेकर कॉफ़ी और साग-सब्ज़ी के रंग इसमें दोबारा से घुलते चले गए।

कहने को तो ये बैचलर्सकिचन से जुड़े प्रसंगों की किताब है लेकिन बैचलर्सकिचन ख़ुद में अकेले की रसोई नहीं है। इसमें देश के कई सुंदर गृहस्थ रसोईयों की छाप है। यहाँ मौज़ूद बहुत सारी चीज़ें उनकी पसंद, उपहार और लाड़ का नतीज़ा हैं। इसके भीतर देश के कई शहर और क़स्बे से आई चीज़ें शामिल हुआ करती हैं। यह फैमिली किचन का विलोम नहीं बल्कि उसके भीतर जितने सुंदर पक्ष हो सकते हैं, उन्हें सहेजने और ख़ुद के लिए खाना बनाते हुए जीने का तरीक़ा है।

फेसबुक पर हैशटैग के साथ बैचलर्सकिचन पिछले पन्द्रह-सोलह साल से आबाद है लेकिन असल ज़िंदगी में यह रसोई कई बार उजड़ी। किराये का घर बदलते जाने के बीच इसे हर बार नए सिरे से जमाना पड़ा। कई

बार जमी-जमाई रसोई में खड़े होकर खाना क्या, चाय-कॉफ़ी बनाने लायक भी हौसला नहीं बचता। उदासी, बेरूख़ी और नाउम्मीदी के दौर में भी इसकी रौनक बरक़रार रख पाना संभव इसलिए हो सका कि आपके इस लेखक के जीवन में एक शख़्स है जिसकी एक बार की उपस्थित सारे बहाने और उदासियों को पीछे धकेल देती है।

तुम घर पर हो..चाय पिलाते हो तो दस मिनट में आता..अरे वाह ! गैस कनेक्शन चालू हो गया, आता हूँ..तुम्हारी तरफ से गुज़रना होगा, मिलोगे... इस तरह के छोटे-छोटे मैसेज से बैचलर्सकिचन की उदासी जाती रही है। उसके गुज़रने की बात से बहुत सारी चीज़ें सच में एक झटके में गुज़र जाया करती हैं। तमाम तरह के उठापटक के बीच बैचलर्सकिचन से कॉफ़ी की ख़ुशबू, कूकर की सीटी की आवाज़ और भाप उठते रहते हैं तो उसकी एक सबसे बड़ी वज़ह है कि हमारे रविश इस जगह से प्यार करते हैं, उनकी उपस्थिति इसे ऑक्सीजन से भर देती है। 'तुम कर लोगे विनीत' राकेश सर के इस एक वाक्य से अपना ही खोया भरोसा लौट आया करता है। किताब के कई वाक्य उनके कहे का हिस्सा है।

माँ के रहते बैचलर्सकिचन में मनोरमा रसोई की झलक मिलती। भाभी अब इसे गृहस्थ की रसोई में बदल देने पर आमादा रहती हैं। समय-समय पर चीज़ें पार्सल करके और बीच-बीच में आकर भी। बैचलर्सकिचन दीदी की कर्ज़दार है। उससे हुई लंबी-लंबी बातों का गवाह स्थल। आज रात में क्या बना रहा है विनीत, उसके इस एक सवाल में जो दोस्ती और परवाह करने का अंदाज़ होता है, मुझे उससे ऊर्जा मिलती है। इंदौर में अपर्णा मैम रहती हैं। वहीं से वो बैचलर्सकिचन को इमैजिन करती हैं और नाम लेकर जो कुछ भेजती है जैसे वो रसोई का नहीं, किसी बच्चे का नाम हो। रसोई की दीवारों के हाथ होते तो वो उनके आते ही गले लगा लेतीं...मैं तो किताब भेंट करते वक़्त लगाऊँगा ही।

तुम्हारे लिए गिफ्ट खरीदते वक़्त मुझे बहुत सोचना नहीं पड़ता। नहीं तो मेल के लिए गिफ्ट खरीदना भी कोई आसान काम नहीं है...इस वाक्य के साथ हर बर्थडे में, कहीं आने-जाने पर मेरे लिए गिफ्ट लानेवाली दोस्त इस किताब में जहाँ-तहाँ शामिल हैं। ब्लू विन्स द रेस को दोहराते हुए सारी ब्लू कटलरी उनकी दी हुई है। तुम्हारे हाथ का खाना खाते हुए इस भागमभाग के बीच सबकुछ थोड़े समय के लिए स्लो हो जाता है और मैं इसे महसूस करती हूँ...यह कमेंट बैचलर्सकिचन के बारे में बताने का सबसे सहज और असरदार तरीक़ा है,जिसे मैं लंबे-लंबे पैराग्राफ लिखकर भी नहीं बयान कर सकता।

किताब का आइडिया अलिंद ने जिस उत्साह से सुना और एग्रिमेंट पेपर पर साईन हो जाने के बाद बिना किसी तरह का दवाब बनाए मुझे अपने ढंग से लिखने का भरपूर समय दिया, इससे मुझे दिमाग़ी तौर पर बहुत राहत मिली। अनबाउंड स्क्रिप्ट का पेड़ का जो लोगो है, इससे जुड़े लोगों ने पूरे समय तक अपने लेखक को उसकी तरह ही छांह और ठहराव दिया। अपने संपादक आशीष मिश्रा को मैं चैप्टर लिखकर भेजता और फीडबैक का इंतज़ार करता। उनका वापस से फोन आते ही मैं बच्चों की तरह चहकने लग जाता। पूरी किताब लिखी जाने के बीच उनसे हुई लंबी-लंबी बातचीत ने मेरे लिए ईंधन का काम किया। मुझे लिखते हुए कभी ऐसा नहीं लगा कि कोई ऐसा काम हाथ में ले लिया है जो तनाव पैदा कर रहा है। किताब का अंतिम रूप से संपादन कर रहे महेशजी ने जो हाथ से लिखे जो नोट्स दिए, उन पर नज़र पड़ते ही मेरे मुँह से पहला वाक्य यही निकला- किसी भी किताब का पहला आशिक़ उसका संपादक होता है। आशिक़ी में यदि उसकी कलम चल गई तो लेखक के भीतर कितना कुछ टूटने-बिखरने से बचा रह जाता है, मैं इसे महसूस कर पा रहा हूँ। महेशजी ने पन्ने-दर-पन्ने नोट्स लिए हुए थे और जिनके बीच-बीच में स्केच। बेहद मिलनसार स्वभाव के महेशजी से मुलाक़ात इस किताब के लिखने के बीच मेरे लेखकीय जीवन की उपलब्धि रहेगी।

जिस खुले मन से निशा और बबीताजी ने इस किताब को अंतिम रूप देने में सहयोग किया, दोनों का विशेष शुक्रिया।

फ़ोटो शूट के लिए जिस आपात स्थिति में मैं रविश कुमार ऑफिशियल स्टूडियो पहुँचा, धर्मेन्द्र और प्रिंस मिलकर मेरा काम आसान करने में जुट गए। ऐन वक़्त पर कवर डिज़ाइन से लेकर टेक्स्ट तक वृंदा जिस तरह से आखिर आखिर तक लगी रही, ये हमेशा याद रह जाने वाली बात है।

फेसबुक-इन्सटाग्राम पर खाने-पीने की इस दुनिया को हैशटैग बैचलर्सकिचन के साथ अपडेट करते रहने के कई सुंदर पक्ष जीवन में जुड़े। सबसे पहले तो ये कि लोगों के सवाल बदल गए- अकेले का क्या है, कुछ भी खा लो..कब तक हाथ जलाओगे, शादी कर लो जैसी टिप्पणी जो शुरु में आती, अब..तो आज बैचलर्सकिचन में क्या बन रहा है ? आपने दाल की दुल्हन की रेसेपी तो शेयर की ही नहीं..जैसी बातें ज़्यादा शामिल रहती हैं. दूसरा कि बनी हुई चीज़ से कहीं ज़्यादा मुझसे स्नेह रखनेवाले, आत्मीय कच्ची चीज़ें देते हैं और देते हुए इस बात को लेकर उत्सुक रहते हैं कि देखें तो कि इसे कैसे और इसका क्या बनाता है? सभा-संगोष्ठियों में मिलने पर माँ-दीदी-भाभी की उम्र की स्त्रियाँ आकर एकदम कंधे पर हाथ रख देती हैं, हाथ चूम लेती हैं, आशीष देती हैं, लंबी उम्र और लिखते रहने की दुआएं देती हैं..ये सब मेरी नसों में प्रोटीन शेक बनकर घुल जाते हैं।

आपने फेसबुक-इन्सटा पर बैचलर्सकिचन को भरपूर प्यार दिया. इसी बहाने मुझे भी. अब यह किताब की शक़्ल में आपके सामने है. इसमें लिखी बातें फेसबुक-इन्सटा पर नहीं है, कहीं-कहीं इसकी छाया ज़रूर होगी. इसे भी प्यार दीजिएगा. आपके ही स्नेह, भरोसे और लाड़ से मैं किताब की शक़्ल देने की हिम्मत जुटा सका. पूरी किताब में जितने लोगों की चर्चा शामिल है, मैंने एक-एक करके सबसे अनुमति ली। कुछ से

संपर्क न हो पाने या फिर बात चली जाए, नाम नहीं की स्थिति में नाम बदल दिए हैं। हम चाहकर भी बहुत कुछ और बहुत लोगों को इस पूरी बातचीत में शामिल नहीं कर पाए जिन्हें लेकर मन में कचोट है।आगे के संस्करण में हम ऐसा कर सकने की स्थिति में होंगे।

फेसबुक-इन्सटा की आभासी दुनिया के बीच रहते हुए एक ख़ास तरह के घरेलू परिवेश का आभास होता है. ऐसा लगता है कि खाने-पीने से जुड़ी पोस्ट पर टिप्पणी करनेवाले अपनी कॉलोनी-सोसाईटी से चंद कदम की दूरी पर ही है. यह एहसास बहुत अलग और गहरा है. एक लड़का जिसे कि उसकी पीजीवाली आंटी ने उसकी माँ से कभी कहा था कि अपने लड़के को भात तक बनाना नहीं आता, कुछ साल बाद वो जब खाने-पीने की दुनिया पर दिन में कॉन्फ्रेंस में बोलकर शाम को उमेदा स्काई टावर,ओसाका के सबसे आख़िरी छोर पर बैठकर आसमान को निहारता है तो उसके भीतर एक साथ कितना कुछ चल रहा होता है, मुझे उम्मीद है कि इन सबसे गुज़रते हुए आप अपने ही घर-परिवार के बिटुआ की बात से गुज़रना महसूस कर सकेंगे. इसी उम्मीद के साथ,

आपका
विनीत

8 जनवरी 2026
दिल्ली

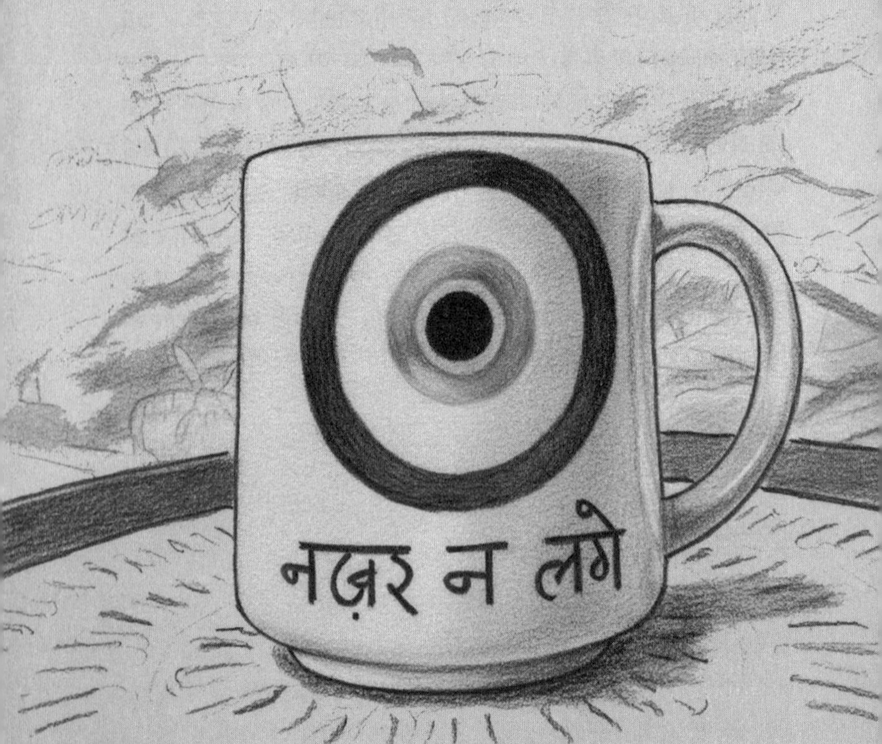
नज़र न लगे

1

मनोरमा रसोईः ये भी कोई रसोई है!

कुल सत्रह कमरों का बड़ा-सा घर। जितनी ज़मीन पर घर, उससे दुगुनी ज़मीन पर बगीचा। शरीफा, अमरूद, नींबू और पपीते के अनगिनत पेड़। मौसम की साग-सब्जियों से गुलज़ार एक हरी दुनिया। घर में रहने वालों की ज़मींदारी तो बहुत पहले ध्वस्त हो गई लेकिन घर की बनावट, दीवारों पर के निशान, खिड़की-दरवाज़े पर की नक़्क़ाशी बताती कि इस घर के पूर्वज बहुत ही शौक़ीन और इलीट टाइप के लोग रहे होंगे। रसोई क्या, नहाने-धोने की बाल्टियाँ और मग्गे, सब पीतल के और चांदी का पानदान, कटोरियाँ, गिलास... प्लास्टिक और स्टील के बर्तन का तो कहीं कोई नामों-निशान ही नहीं।

मैं जब भी अपने बचपन के इस घर को याद करता हूँ तो एकबारगी ये सारी चीज़ें नज़रों के आगे नाचती हैं, फिर धीरे-धीरे, तारे जमीं पर के इशान अवस्थी की ड्राइंग बुक की तरह एक-एक करके लोग और चीज़ें ग़ायब होती चली जाती हैं और अंत में दिल्ली के घर में थोड़े सेरेमिक,

थोड़े पीतल, बोन चाईना की कटलरी और मनोरमा के मायके से आए फूल के बर्तनों के बीच, ख़ुद को बैचलर्सकिचन में खड़ा पाता हूँ।

कुल मिलाकर उस पूरे घर में सालों पहले ढह चुकी जमींदारी के जहाँ-तहाँ बिखरे निशान। इस घर के छूटने और शहर बदल जाने पर भी जो कुछ बचा रह गया, वो हम बच्चों के ऊपर जब-तब मुहावरे के तौर पर चिपका दिया जाता- ज़मींदार घर का बुतरु है, बिना चम्मच के हाथ से खिचड़ी थोड़े ही खाएगा, इज़्ज़त न चली जाएगी! ख़ैर, इन सत्रह कमरे में से एक कमरा था, जिसे आईना वाला कमरा कहा जाता। बाद में यही आईने वाला कमरा मनोरमा रसोई के नाम से जाना जाने लगा।

मनोरमा, मेरी माँ। 16 साल में ब्याहकर जब वो इस घर में आई तो उसे बड़ी-सी एक खुली रसोई और एक जेठानी का साथ मिला। लंबे समय तक दोनों इस खुली, बड़ी-सी रसोई में फुल बहनापे के साथ, दस-बारह लोगों के लिए चाय-नाश्ता-खाना-पीना करती रहीं। ऐसा कोई भी दिन न होता कि घर में जितने सदस्य होते, उनके अलावा एक-दो बाहर से न आए हों और उनके नाम पर कुछ स्पेशल न बनता हो।

मनोरमा अपनी जेठानी को दीजी कहा करती। दीजी से एक वक़्त लिहाज़ करती तो दूसरे वक़्त धेले मारकर बेर, ईमली, आँवला...तोड़ने वाली पक्की सहेलियों की तरह हँसी-ठ्ठा भी किया करती। ई मर्दाना का भी न...वाक्य के साथ कभी-कभार बेदर्ज़ बातें भी। अपनी सास की निगाह में तब दोनों बहुएँ अल्हड़ हो जाया करतीं, लड़किनी...ऐसी लड़कियाँ जिनकी आँखों में ख़ूब सारे सपने तो हैं पर सिर पर उतनी ही ज़िम्मेदारियाँ भी थीं।

तब वो खुली रसोई का चूल्हा जो सुबह छः बजे सुलगाया जाता, वो रात के साढ़े आठ-नौ तक अखण्ड-ज्योति की तरह जलता ही रहता। बीच

में थोड़े वक़्त के लिए आँच मद्धिम पड़ती तो दोपहर और रात का खाना बनाते वक़्त कोयले डालकर फिर से जवान कर ली जाती। चूल्हा एकदम लाल हुए कोयले से दहक उठता।

मैं दिल्ली में जब भी भगीरथ पैलेस जाता हूँ तो उस गली की तरफ़ ख़ास तौर पर मुड़ता हूँ जहाँ गंगारामजी, चदरे से बने मिनी चूल्हे में लकड़ी के कोयले का टुकड़ा डालकर आँच को बीच-बीच में जवान किया करते हैं। तवे पर से आटे के कुलचे मुझ तक आएँ, मुझे इसकी जल्दी नहीं होती। मैं कुलचे के लिए इंतज़ार भी नहीं करता। मैं तो बस इस नज़ारे को एक बार फिर से दोहराए जाने की बाट जोहता हूँ। उस दो मिनट के लिए, दिल्ली में वो रसोई और दिन लौट आते हैं।

चूल्हे के आगे, दिन-भर में मनोरमा और उसकी दीजी का कोई-न-कोई बच्चा, बारी-बारी से, किसी न किसी तरह की फ़रमाईश लेकर खड़ा हो जाता। जब कभी बच्चे नहीं होते तो इन दोनों को ही चुल मचती और आवाज़ लगातीं-

बाबू! उबला आलू खाएगा? आ जाओ मेरा बच्चा...ये लो। ऐ फुलकुमारी! तुम्हारा मुँह किस बात को लेकर लटका हुआ है! लो, तुम्हारे लिए अलग से एक आलू रख दिए हैं, बिटनून डालकर खाना।

खाना बनाते वक़्त दोनों में से किसी की आदत कुछ भी टेस्ट करने की नहीं रही तो बच्चों को हाँक इस बात के लिए भी लगातीं- देखो तो बच्चा, उपमा में नमक ठीक पड़ा है न! ऐसे वक़्त में प्याज छीलने तक का शऊर न रखने वाले बच्चे के भीतर भी संजीव कपूर का अंदाज़ एन्ट्री मार जाता- थोड़ा-सा कम है लेकिन चलेगा! बस पापा...वो तो वैसे भी अलग से लेते ही हैं...

मनोरमा और उसकी दीजी में तमाम तरह के फर्क़ होने के बावजूद एक चीज़ कॉमन रही- नज़र के सामने हमेशा कोई-न-कोई बच्चा रहे। आसपास एक भी घर का बच्चा न हो तो दोनों असहज हो जाया करतीं। फूफा लोग आते तो इस बात से थोड़े खीज भी जाते। हमें भौजी का दरबान कहकर चिढ़ाते।

बड़े होते जाने के बीच घर के जब सारे बच्चे स्कूल जाने लगे तो दोनों किसी न किसी चीज़ का लालच देकर किसी एक को रोक लेतीं। कोशिश सबसे छोटे बच्चे पर होती, जिसके लिए वो ख़ुद ही तर्क और मुहावरे तैयार रखतीं- एलकेजी का बच्चा का कौन-सा एक दिन नहीं जाने से हर्जा हो जाता है, टेबुल ही तो रटाता है मास्टर-मास्टरनी सब। एतना बड़ा घर में कुछ नहीं तो एक बच्चा तो रहना ही चाहिए कुछ-न-कुछ के लिए, ठुनमुनाने के लिए...

सबसे छोटा बच्चा यानी बैचलर्सकिचन का आपका ये, प्रतिनिधि पुरुष। बाद में तो मनोरमा का साहस इतना बढ़ा कि सीधे स्कूल पहुँच जाया करती और प्रिंसिपल से कहती- हमरा बच्चा को आज ले जाने दीजिए पिंसपल सर, सती अनसूईया का आख़िरी शो है, कल बदल जाएगा। मनोरमा ने ये काम घर के सबसे छोटे बच्चे के साथ डीडीएलजे तक किया। धार्मिक फ़िल्मों में पर्दे पर देवी-देवता प्रकट होते तो हाथ सामने करके कुछ सेकेण्ड रखती और मेरे माथे से सटा देती लेकिन राम तेरी गंगा मैली और क़यामत से क़यामत तक जैसी फ़िल्मों में जैसे ही इंटिमेट सीन आते, बिजली की गति से बड़े-बड़े छाप की साड़ी का आँचल ओढ़ा देती...पूरी पब्लिक जब सीटी बजाना बंद कर देती, भौजी... देवर पर भी ध्यान दीजिए... जैसे वाक्य गुम हो जाते तो आँचल हटा देतीं। बाद में जब सिनेमा क्लासरूम में पढ़ने-पढ़ाने लगा तो समझ आया कि सेंसर बोर्ड से पास, ए सर्टिफिकेट की फ़िल्मों को हम बच्चों को देखने लायक

बनाने का उसका ये घरेलू नुस्ख़ा हुआ करता जिसे वो उसी आँचल से सेंसर करके बनाती जो बोर्ड परीक्षा तक सुरक्षा कवच बनकर तैनात रहा।

मनोरमा के लिए घर से बाहर बिना बच्चे के साथ निकलना और घर के अंदर बिना कुछ खाने-पीने की चीज़ लेकर लौटना, बिना सवारी किसी ख़ाली रिक्शे सा डोलते रहना है। इस बात पर वो अपने मर्दाना को भी जब-तब टोक दिया करती- बाल-बच्चा का घर है, आ गए लड़लड़ाए। ये नहीं कि कुछ और न सही तो एक किलो जिलेबी ही लेकर आ जाते।

मनोरमा और उसकी दीजी के परिवार के बच्चे बड़े हुए तो उनके अपने अलग-अलग मिज़ाज भी बनने शुरू हुए । हम चाची से नहीं माँगेंगे... हम नाश्ते में सादा पराँठा नहीं, आलू-पराँठा खाएँगे...से कहानी शुरू हुई तो रसोई अलग हो जाने और घोषित तौर पर दो परिवार के अलग हो जाने पर जाकर ख़त्म हुई। एक ही घर में दो अलग-अलग जगह खाना बनने का उपक्रम शुरू हुआ। बच्चे पूछते कि हमलोग का अब अलग-अलग खाना क्यों बनता है तो इन बड़ों का जवाब होता- तुमलोग एतना टिमायजी करते हो तो हम क्या करें? अपना-अपना बनाएँगे तो जिसका जो बच्चा है, वो तो ख़ुश रहेगा। घर के सभी बच्चे मेरी तरह एलकेजी के नहीं थे, कुछ बोर्ड तक आ गए थे और बिना कहे समझ गए कि ये घर और रसोई नहीं, पहले बड़ों का आपस में मन बँट चुका है।

परिवार के इस अलगाव का सबसे गहरा असर मनोरमा पर हुआ। इसके निशान बाद में जब-तब दिखाई देते। वो अपनी कोशिश से इसे मिटाने में भी लगी रहती। अपनी रसोई में खाना बनाते हुए छत की तरफ़ देखती और उदास मन से कहती- भैयाजी (मेरे इकलौते चाचा) को मेरा हाथ का इनरसा बहुत पसंद पड़ता था...कई बार ख़ुद को रोक नहीं पाती तो

पूछती- दीजी! आटा का हलवा ज़्यादा बन गया है, दे दें थोड़ा सा! खाना बनाने में पाँच ग्राम-दस ग्राम का संतुलन रखनेवाली मनोरमा से ज़्यादा बन नहीं जाया करता, जान-बूझकर बनाया करती। बँटा हुआ मन और घर के बीच वो सहज रह ही नहीं सकती थी, आख़िर में वो घर और शहर ही छोड़ दिया, कहिए कि छूट ही गया।

इतना बड़ा घर जो कि दीवारों के प्लास्टर जहाँ-तहाँ से झड़ते रहने के बीच भी अपनी भव्यता का दावा छोड़ने को तैयार न होता, इसे बनवानेवाले के दिमाग़ में शायद कभी नहीं आया कि इस घर में दो रसोई की ज़रूरत पड़ सकती है। तब परिवार के बड़ा होते जाने की बात तो लोग समझते लेकिन ये परिवार टूटकर दो अलग-अलग इकाई बनेगी, ऐसा नहीं सोचते। होश संभालने पर मैंने आसपास के कई घरों में देखा कि लोग आख़िर-आख़िर तक परिवार के न टूटने को लेकर दम तक कोशिशें करते। कोई एक जो कि अमूमन घर का मुखिया या दबंग सदस्य होता, फ़रमान जारी करता- मेरे जीते-जी घर में दो चूल्हा नहीं जलेगा।

दो चूल्हा जलने का मतलब परिवार के बिखर जाने की औपचारिक घोषणा...कुछ परिवारों में इस फ़रमान का असर होता और कुछ में एक न चलती और दो चूल्हे हो जाते। घर के मुखिया और कल तक दबंग रहे सदस्य इस बात को इस कदर दिल पर ले लेते कि बुढ़ापे में बेटे-बहू से अलग अपना और अपनी पत्नी के लिए, रसोई का इंतज़ाम कर लेते।

बँटवारे वाले घर में, शुरू-शुरू में जाने पर लोग संकोच करते और इस बात को खुलकर ज़ाहिर भी करते- दिल पर मत लेना स्नेहलता! अब तुम्हारे यहाँ नहीं आते हैं, काहे कि चाय तुम्हारे यहाँ पीने का सोचकर जाएँ कि तुम्हारी चाची पहिले टोक देगी... तो अच्छा नहीं लगेगा।

लिहाज़ तो करना ही पड़ता है न! ऐसे में लंबे समय तक बँटवारे वाले घर में या तो लोगों का आना-जाना कम हो जाता या फिर किसी के यहाँ, आक्रामक ढंग से और ज़्यादा जाना बढ़ जाता।

बँटवारे वाले घर में आने वाले बेटी-दामाद, बहन-बहनोई के लिए अलग से एक नैतिक सवाल बन जाता कि जाएँगे तो रहेंगे किसकी तरफ़ और खाएँगे किसकी तरफ़? गंगा-जमुनी-तहज़ीब की दुहाई और उसकी कोशिशें, वैसे तो पूरे देश में चलती रहती हैं, लेकिन इसकी रस्साकशी और ज़ोर-आज़माईश परिवारों के भीतर पहले शुरू होती। आने वाले अलग-अलग ढंग का प्रस्ताव रखते- भैया! हम सोच रहे हैं कि रोज़ रात का खाना आपके यहाँ खा लेंगे और नाश्ता और दोपहर का बड़का भैया के यहाँ। बचवा सब आपकी तरफ़ सो जाएगा, हम और प्रमोद, भैया की तरफ़।

एक ही घर में दो मुल्क़। एक अटारी बॉर्डर के इस तरफ़ और एक उस तरफ़ और दोनों में से किसी का बुरा न चाहने के बावज़ूद एहसान की मुद्रा में पधारते रिश्तेदार, दोनों के बीच एक ही गीत गाते- "ए वतन! ए वतन! आबाद रहे तू"! । जब तक फुआ-फूफा और उनके बच्चे होते, माँ की स्थिति टोबा टेकसिंह की बनी रहती- हम कित्थे!

मनोरमा मायके की अपनी जिस दुनिया से आई, उसके लिए यह सब न केवल नया था बल्कि उसके हिसाब से बकवास। अपने बाबूजी की लाड़ली, नाज़ों में पली, पूरे मोहल्ले की बेटी, दीदी... मोहल्ले से कोई कलकत्ता जा रहा है, कोई पटना जा रहा है, किसी की बेटी ब्याह के बाद लौटकर मायका आई है...। मज़ाल है कि मनोरमा के लिए अलग से कुछ न लाए। जिसके घर मन करे खाओ, जिसके घर नींद आए सो जाओ। अब ज़िम्मेदारी उसके बाबूजी की हुआ करती कि नीम

बेहोशी की हालत में उसे प्यार से कहें- घर नहीं चलेगी मनोर....! हौले से उठाकर, कंधे पर लादकर ले जाएँ और उसके बिस्तर पर सुला दें। उसके दिमाग़ में बँटवारा और ये मेरा, ये तेरा कभी आया ही नहीं। मायके से आनेवाले अपने भाई-भौजाई के लिए कभी अपना या चचेरा शब्द इस्तेमाल नहीं किया। सीधा नाम। उसकी आँखों के सामने कई बँटवारे हुए, उसकी भी चीज़ें बँटीं, पहले मुँहज़बानी और फिर बाद में बाक़ायदा कोर्ट-कचहरी-पंचायत के फ़ैसले से दीवारें खिंचीं लेकिन उसके दिमाग़ ने बँटवारा शब्द को रजिस्टर्ड ही नहीं किया। हम भाई-बहन शाम के वक़्त कोई चना तो कोई सादी लिट्टी तो कोई तरबूज तो कोई पानी में धुला चूड़ा खाने लगते तो कहती- इनलोगों का शुरू हो गया- परमुंडी फलाहार। एक घर का लड़का-बच्चा है, आपस में भाई-बहिन है तो एक तरह से खाना चाहिए...। तो नहीं, सबको अपना-अपना झंडा फहराना है। अरे, बड़ा होने पर सब अपना-अपना घर-गृहस्थी बसाना तो करना अपना-अपना, अभी तो एक तरह से खाओ-पियो...ये दिन कभी लौट के नहीं आवेगा। रसना बनेगा तो सबके लिए, रूह-आफ़जा बनेगा तो एकसहन सबके लिए। ख़ैर...

एक खुली, बड़ी सी रसोई अब मनोरमा के खाना बनाने की जगह नहीं है। वो अब दीजी की रसोई है। ऊ बड़का कलछुल पकड़ाईएगा तो दीजी का दौर ख़त्म। दोनों अपनी-अपनी रसोई में अपनी-अपनी कलछुल, कड़ाही, तवा और चकला-बेलन के साथ। क़ागज़ी तौर पर अभी भी वो एक घर है, लेकिन कल तक जो एक परिवार सा भी लगता, अब वैसा नहीं। दो परिवार, दो चूल्हे।

"ऐसे अच्छा लगेगा..." मनोरमा के लिए क़ायदे-कानून से भी ये बड़ा वाक्य हुआ करता। उसके भीतर लिहाज़ का आग्रह इतना अधिक होता कि वो अपने सारे फ़ैसले इसी से तय करती। कई बार धोखा भी खाती

लेकिन फिर दोहराती- जाने दो, हम लिहाज़ में किए... अब कोई उसका परवाह ही नहीं किया तो क्या कर सकता है कोई? वो ताउम्र तर्क-बहस करती हुई भी भावनाओं से संचालित होती रही... तो रसोई के मामले में भी उसने लिहाज़ किया। ऐसे अच्छा लगेगा, दीजी फिर कहाँ खाना बनावेगी। हम कुछ न कुछ देख लेंगे। खुली-बड़ी सी रसोई छोड़कर आईनेवाले कमरे को चुना और अपने मर्दाना यानी मेरे पापा के आगे फैसला सुनाया- कल से यहीं बनेगा खाना। लग-भिड़कर अब आप इंतज़ाम कीजिए। मनोरमा एक समय तक ही पापा को रौब झाड़ने देती, एक समय बाद औरंगज़ेब होने की उनकी वैलिडिटी पीरियड ख़त्म और मनोरमा का फ़रमान जारी।

एक बड़ा सा कमरा जिसमें छत से छूती हुई एक खिड़की। मनोरमा हमें बताया करतीं कि ये जो तुम चाची के रूम में पचफिट्टा आईना देखते हो न, पहिले यहीं टंगा रहता था। हम तो देखे नहीं लेकिन ई (मेरे पापा) बताया करते कि एक समय बाबूजी इसी आईने के सामने खड़े होकर बाल झाड़ते, सजते-संवरते। शौकीन तो थे ही। बाबूजी यानी मेरे बाबा के शौकीन होने के क़िस्से और सबूत पापा के पास भरे पड़े हैं। मनोरमा के इस दुनिया से जाने के बाद अब जब घर जाना होता है तो पापा वेब सीरीज के अंदाज़ में वो सब दिखाते-बताते हैं जिसका नशा कुछ ऐसा कि एक के बाद एक एपिसोड से गुज़रते हुए चार-पाँच घंटे निकल जाते हैं, पता भी नहीं चलता। इस बीच वो उन क़िस्सों से जुड़ी कुछ-कुछ चीज़ें निकालकर दिखाया भी करते हैं। इतने वक़्त के लिए वो मेरे पापा नहीं, ओटीटी प्लेटफ़ॉर्म बन जाया करते हैं।

तो तकनीकी रूप से मनोरमा ने रसोई के लिए बाबूजी का आईने वाला कमरा चुना। बाक़ी के कमरे का पक्का फ़र्श लेकिन घर का अकेला कमरा जिसका फ़र्श मिट्टी का और जैसे किसी नॉस्टैल्जिया के तहत आदिम

शक्ल में छोड़ दी गई जगह। खिड़की की उल्टी दिशा की दीवार में दोनों तरफ़ आला जिसे वो ताखा कहा करती, बीच में अंदर आने का बड़ा सा बिल्कुल सपाट, बिना किस्सी नक्काशी की लकड़ी का दो पल्ले का दरवाजा। मैंने अपनी याद में उसका रंग काला ही देखा और पापा ने जब भी उसे पेंट किया, कराया, उसी काले रंग से ही। अमूमन रसोई के दरवाज़े का रंग काला नहीं हुआ करता।

एक ताखे पर चूल्हा सुलगाने की चीज़ें जैसे मिट्टी तेल की शीशी, नारियल के छिलके और माचिस। दूसरे ताखे पर तह लगाकर रखे गए कपड़े जिसे उतरन कहा जाता। इन कपड़ों से पकड़कर चूल्हे पर चढ़े पतीले, कड़ाही, गर्म हुए बर्तन आदि उतारे जाते। बायीं दीवार की तरफ़ एकमुँहा मिट्टी का चूल्हा और चूल्हे के बराबर ही ऊँची करके मिट्टी की बनाई सतह जिस पर गर्म बर्तन, रोटी बनाते वक़्त तवा आदि रखा जाता। छत को छूती खिड़की के ठीक नीचे जहाँ कभी आदमकद आईना हुआ करता, वहाँ अब लकड़ी की बड़ी सी रैक जिस पर धुले साफ़ बर्तन और उसके ठीक नीचे बड़े बर्तन जैसे बाल्टी, भात बनाने के भगोने, कड़ाही। रैक की दायीं तरफ़ एक और उससे आधी साईज़ की लोहे की रैक जिस पर पापा और बच्चों को ले जानेवाली टिफ़िन, उनके थैले। रैक की बायीं तरफ़ पीतल की खूटियाँ जिन पर चाय छानने की छकनी, चिमटे, रोटी फुलाने की जाली, कद्दूकस और ऐसी वो तमाम चीज़ें जिनमें हुक लगे होते या छेद होती और जो टांगी जा सकतीं। चूल्हे की उल्टी दिशा की दीवार एकदम ख़ाली जिनके आगे जूट की बोरियाँ बिछाकर हम बच्चे यूँ ही बैठ जाया करते। धीरे-धीरे ख़ासतौर पर मुझे वो जगह इतनी अपनी, सुरक्षित और प्यारी लगने लगी कि स्कूल के बाद का लगभग पूरा समय उसी दीवार के आगे गुज़रता।

मनोरमा रसोई की चौहद्दी अभी ख़त्म नहीं हुई है। आईनावाले कमरे से पहले गलियारा। उसके बाद बड़ी सी आलमारी जिनमें लाल रंग के बही-खाते भरे होते। बाद में हमने उन्हें जब-जब खोलने की कोशिश तो बड़ी डाँट पड़ी। डाँटते हुए पापा का चेहरा एकदम से बदल जाता। बड़े होने पर मनोरमा ने हमें समझा दिया कि ये सब लेन-देन का बही-खाता है बच्चा। लाखों रूपैया डूबा है ई मर्दाना का तो एकदम से डिस्टर्ब हो जाते हैं, तुम मत छू-छाप किया करो। आलमारी के बाद बीच का कमरा, इसे मनोरमा बिचला भीत्तर कहा करती। इस कमरे में शुरू में तो पापा की शॉप का जंजाल भरा रहता लेकिन देखते-देखते मनोरमा ने इसे न केवल स्टोर में बदल दिया बल्कि ऐसा इंतज़ाम किया कि गर्मी की दुपहरी हम बच्चे पंखा चलाकर मज़े से सोते।

चारों तरफ़ पीतल और टिन के डब्बे। दीवार की एक तरफ़ बड़ा सा हरे रंग का बक्सा जिसमें हम बच्चों के फैरेक्स-सेरेलेक पीने-खाने से जमा हुए डब्बे। बक्से में कतार से लगे ये डब्बे और इनमें जीरा, काली मिर्च, धनिया, इलायची, लौंग, दालचीनी, जावित्री, किशमिश, बादाम, छुहारे...

मनोरमा महीने भर का सामान एक साथ मँगवाती। महीने भर का क्या, यदि महीने भर तक कुछ भी न मँगवाती तो भी अगले महीने डेढ़ महीने बड़े आराम से रसोई में चीज़ें बनती रह जा सकती थीं। खुचुर-खुचर (सौ ग्राम, पचास ग्राम) चीज़ें मँगवाने से उसे सख़्त चिढ़ होती। लक्स साबुन, तो सीधे एक दर्जन। ब्रुश, तो सीधे दस। इसी तरह तेल, डालडा, चीनी, घी, सत्तू-बेसन...। चावल और गेहूँ के तब ब्रांड नहीं हुआ करते थे। पापा के पास कई तरह के लोग आते। कुछ ऐसे भी जिनका अनाज का काम होता और वो कपड़े खरीदने शॉप पर आते तो बताते कि बढ़िया चावल आया है। एक नंबर गेहूँ आया है। पापा घर लौटते और हुलसकर

मां के आगे काग़ज़ की पुड़िया में नमूने के चावल, गेहूँ या दाल आगे करते। मनोरमा किसी फ़ूड इन्सपेक्टर की तरह आँखें गड़ाकर देखती और कहती- बोल दीजिएगा कि दे जाए। पापा पूछते- कितना? वो एकदम से छूटते ही कहती- आपको नौ पता है, छः नहीं पता है? ले लीजिएगा दू मन। (एक मन यानी चालीस किलो) चावल-गेहूँ की बात करते हुए वो जितने रोमैंटिक लगते, अमूमन वैसे नहीं लगते।

उस वक़्त मनोरमा रेणु की 'लाल पान की बेग़म' हो जाया करती। कई बार इस तरह घर में पहले से चावल और गेहूँ रहने पर भी कट्टे की छल्लियाँ लग जातीं। हम बच्चे उस पर चढ़ते और फिर कूदकर नीचे आते। मनोरमा डाँटती- अब इस घर में चावल-गेहूँ बोरा से नहीं, किलो से आवेगा। भेजेंगे तुम्हीं लोग को...पढ़ाई-लिखाई छोड़कर दौड़ते रहना।

गृहस्थी के मामले में मनोरमा का बंदोबस्त इतना चुस्त हुआ करता कि मोहल्ले के बाक़ी बच्चे दिन-भर कभी कुछ तो कभी कुछ के लिए बाज़ार दौड़ते रहते, हम बच्चे उन्हीं चीज़ों के लिए कभी-कभार निकलते जो ज़्यादा दिन रखने से ख़राब हो जाते हैं। जैसे सूजी वो तब मँगवाती, जिस दिन उसकी ज़रूरत हो। वो खाने में सूखा नारियल अक़्सर इस्तेमाल करती तो थोड़ा ही मँगवाकर रखती, ज़रूरत पड़ने पर हम खुदरा दूकान से ले आते।

तो मनोरमा रसोई का एक एक्सटेंशन ये बिचला भीत्तर। एक एक्सटेंशन तिजोरी के बगल की जगह जहाँ एक तरफ़ कोने में ओखली पड़ी होती जिसका कभी-कभार इस्तेमाल होता और उसके ठीक बगल में सिलबट्टा। सिलबट्टे का इस्तेमाल ज़्यादातर रात में भिगोए चावल-दाल पीसने के लिए किया जाता या फिर धनिया-पुदीने की चटनी पीसने के

लिए। मनोरमा रसोई में लहसुन के साथ साबुत मसाले पीसकर बहुत ही कम इस्तेमाल होता तो रोज़ सिलबट्टे से भी काम नहीं लिया जाता लेकिन सोने से पहले वो एक बार ज़रूर चेक करती कि चकला-बेलन, सिलबट्टे के साथ का मुंज जिसे वो लोढ़ी कहा करती, साथ है कि नहीं। जो चीज़ें जोड़े में इस्तेमाल होती, उसे रात में साथ रखती और कहती भी- जोड़ा के चीज़ को रात में अलग रखके नहीं सोना चाहिए।

ये एक्सटेंशन अमूमन गुलज़ार रहता। गर्मी के दिनों में अचार के लिए यहीं आम कटता। चावल-दाल चुनने-बीनने का काम यहीं होता। दीदी की सखी-सहेलियाँ आतीं तो यहीं बैठक जमती। मोहल्ले की दादी लोग आया करतीं तो यहीं बैठतीं। कोई कहता कि यहाँ तो गर्मी लगती है तो मनोरमा कहा करती- तुमहीं को गर्मी लग रहा है, आयीं थी देवघर वाली चाची, कह रही थी- यहाँ बैठने से फुर्र-फुर्र हवा लगता है बहुरिया। पापा को कभी शौक होता कि मनोरमा के काम में हाथ बँटाएँ तो यहीं प्याज लेकर बैठते। वो अभी पहले प्याज पर चाकू रखते ही कि वो मौज़ लेती- देखो बच्चा सब! आज सूरज पच्छिम से उगा है, आज मर्दाना मेरा मदद करके हमको तार देगा।

जहाँ बड़ी सी तिजोरी रखी होती, उसके बाद एक वर्गाकार कमरा जिसमें एक आलमारी के अलावा और कुछ नहीं। बाहर खुलता दरवाजा, उसके आगे बहुत बड़ा बागीचा और फिर घर का मुख्य दरवाजा। इस वर्गाकार कमरे को दारोजा कहा जाता। दादी की मौत इसी कमरे में हुई। दारोजा के बाहर मनोरमा रसोई का तीसरी एक्सटेंशन।

एक तरफ़ कोने में कोयले का ढेर। दूसरे कोने में कोयले के चूरे में भात बनाकर जो उसका पानी निकलता, जिसे मनोरमा माड़ कहा करती, उसके साथ मिलाकर गुल बनाने का इंतज़ाम। इस गुल के साथ उपले

का चूरा भी डाल दिया जाता। मनोरमा चूल्हा सुलगाने के बाद कुछ गुल इसमें डालती जिससे कि आग जल्दी पकड़े। यहीं पर सिलबट्टे के घिस जाने पर फिर से उकेरने वाले अर्जुन आते। राह चलते बूढ़े-बुज़ुर्ग आते और इत्मिनान से आगे लगे चापानल से हाथ-पैर धोते और आवाज़ लगाते- कुछ खाय-पिए के है बहुरिया? दारोजे की दायीं तरफ़ बर्तन धोने का इंतज़ाम और सामने चापानल। चापानल के ठीक बगल में शरीफे का बहुत बड़ा पेड़ और उसके बाद अमरूद, पपीता,नींबू, अनार... अनगिनत पेड़।

तब चापानल भी एक अलग रूमानियत पैदा करता। कौन पानी भर रहा है, कौन चापानल चला रहा है, इसे लेकर मोहल्ले में खूब गॉसिप हुआ करती। फूफा लोग आते तो आदर्श दामाद योजना के तहत, माँ-चाची के होने पर हैंडल पकड़कर खड़े हो जाते। चाची तो ऊपर-ऊपर से मना करती लेकिन इस योजना का भरपूर लाभ लेती, मनोरमा मना कर देती- घर के दामाद से हम पानी भरवावेंगे? यही काम बचा है पहुना !

तब सबके घरों में चापानल की सुविधा नहीं होती...ज़्यादातर लोग बाहर लगे चापानल से पानी लाते और उसी में जिसका जिसके प्रति मन थोड़ा नरम हो आता, पानी भरते हुए न केवल अपनी बारी आने पर भी हट जाता बल्कि उसके लिए चलाने भी लग जाता। बस, गॉसिप के लिए इतना काफ़ी होता- जानती हैं सलोनी के माय, हम कनझटके देखे कि बिसेसरा हैंडिल पकड़े हुए है और सुनैनमा बटलोई चापानल के आगे किए हुए है...रौदा में घी, पिघलते देर लगेगा? आज के हिसाब से सोचें तो बिसेसरा- हैंडपंप द बालमा...बाद में पूछताछ शुरू होती और सुनैना का पहला वाक्य होता- ऊ अपने बोला कि ऐसे जल्दी हो जाएगा...

बगीचे में सालोंभर कोई न कोई दो-चार ऐसी सब्जी ज़रूर लगी होती कि घर में कुछ न भी रहे और बाज़ार जाने वाला कोई न हो तो दिक़्क़त न हो। पपीते तो इतने हुआ करते कि एक साथ तोड़े जाते तो आराम से सौ-सवा सौ किलो निकल आते। अमरूद इतने कि खाते-बाँटते थक जाएँ। इसी तरह से सूरन, लौकी, सेम... इन सबका मेरे ऊपर ऐसा असर हुआ कि जो चीज़ें मनोरमा यूँ ही बाँट दिया करतीं, मुझे लंबे समय तक दिल्ली में खरीदने में अजीब सा महसूस होता कि ये खरीदनी पड़ेगी? कच्चा पपीता तो चालीस-तीस रूपये की आधा किलो कोविड के बाद खरीदना शुरू किया है। शरीफा खरीदने में अभी भी हिचक होती है। स्मृतियाँ वैसे भी आसानी से अपनी पकड़ ढीली होने नहीं देतीं, वो हर दूसरे-तीसरे मौक़े पर अपने तरीक़े से संचालित करने की कोशिश करती हैं। बैचलर्सकिचन में मनोरमा रसोई की दो-चार चीज़ें ही होंगी लेकिन स्मृतियों के बूते जमायी चीज़ों की पूरी सीरीज़ ही है जिन्हें निहारते मन में एकदम से सवाल उठता है- यदि जुगाड़वाली वो मनोरमा रसोई नहीं होती तो क्या आज बैचलर्सकिचन होता? और ग़र होता तो वैसा ही जिसमें एक वक़्त के अभाव ने क्रिएटिविटी तो दूसरे वक़्त ने नौसिखिएपन को स्वैग की शक़्ल में बदलना शुरू किया।

मनोरमा रसोई में जितने भी बर्तन होते, बनावट, डिजाईन और मनोरमा रसोई में आने से जुड़े क़िस्से के साथ अमूमन सबके नाम होते और सबके पीछे की कहानी। थाली है तो मंग उल्टा यानी जिसकी माँग उल्टी हो। गिलास है तो पीतल का मुरैठा गिलास जिस पर मुरैठा जैसी बंधी लाइन बनी हो। बिचलका कटोरी यानी तीन के सेट के बीच की कटोरी। खाना खाते हुए हम बच्चे अचानक से दार्शनिक मुद्रा में उसकी बनावट देखने लग जाते और तब मनोरमा कहानी शुरू करती- ई कटोरी आज का है? चालीस साल हो गया होगा इसका...एक बार हुआ ये कि...

सब छूटा, सब पीछे रह गया, साथ आयी तो सिर्फ स्मृतियाँ। दिल्ली आने लगा तो माँ ने दरवाज़े तक आते-आते एक छोटा सा गिलास देते हुए कहा- इसको रख लो मेरा बच्चा। तुम तब पिल्लू (कीड़े) भर का होगा, माँजी (मेरी दादी) गंगासागर गई थीं तो तुम्हारे लिए लेके आई थीं। मरके देऊता हो गयीं। पहले के बूढ़-पुरान सबके लिए मरता था, अब का आदमी सब अपना जीवन चला ले, वही बहुत है। रख लो उनका चिन्हासी। पानी तो इसमें दू घूँट आएगा लेकिन कभी-कदाल चाय पीना।

बैचलर्सकिचन में वो गिलास अब छौंक-तड़का लगाते वक़्त सारी चीज़ें निकालकर रखने के काम आता है। एक बार में सौ-डेढ़ सौ किलो गेहूँ और पचास-साठ किलो बासमती चावल खरीदी जाने वाली मनोरमा रसोई में, मैं एक किलो बासमती चावल खरीदता हूँ। महीने में तीन से चार बार चावल खाना हो पाता है। उस रसोई में चार-पाँच किलो कभी चावल होता तो मनोरमा घोषणा करती- चावल ख़त्म हो गया। पापा पर काम का दबाव होता तो एकदम से पूछते- एकदम से ख़त्म हो गया है या...मनोरमा जोड़ती- है अभी, चल जाएगा ई सप्ताह।

मात्रा से बैचलर्सकिचन मुक़ाबला नहीं कर सकता और न ही इसकी ज़रूरत है। मनोरमा रसोई एक्सटेंशन में जितना सामान होता उतने में एक ग्रॉसरी शॉप खुल जाए जिसकी काउंटर पर एक कस्टमर के लिए बंधा जितना बैचलर्सकिचन का सामान लेकिन कुछ क़ायदे जस के तस इससे चिपक गए-

दिल्ली शहर एक से एक फैशनेबल जार सेट और कन्टेनर से अँटा पड़ा है लेकिन बैचलर्सकिचन की रंगत घी, कॉफ़ी, ऑलिव, स्प्रेड के ख़ाली हुए डब्बे-डिब्बी से है। तब रसोई की चीज़ें रखने के लिए अलग से डब्बे नहीं

आते थे और न ही बड़े-बड़े ब्रांड इसके बाज़ार में उतरे थे, मनोरमा सारी चीज़ें रथ, डालडा वनस्पति घी, सेरेलेक, फैरेक्स के डब्बे, अनिकस्प्रे, ग्लैक्सो बिस्किट और रानी ब्रांड सरसों तेल की कन्टेनर में रखा करतीं। बैचलर्सकिचन में कुछ चीज़ों की खपत नहीं है तो इससे वही डब्बे तो नहीं होते और कुछ के ब्रांड बदलते होते हैं लेकिन कभी महसूस नहीं होता कि दुनियाभर की ब्रांडेड कटलरी, टिफ़िन और एप्लाएँसेज जिनमें से कि काफी कुछ समय-समय पर दोस्तो ने दिए हैं, चीज़ों को रखने के लिए अलग से बोरोसिल, पर्लपेट, नेस्टेसिया, फैब होम..के जार-डब्बे खरीदूँ। मनोरमा रसोई के अचार के बोयाम को याद करते हुए चार ऐसे मर्तबान ज़रूर लिए हैं लेकिन बाक़ी सबकुछ इस्तेमाल के बाद ख़ाली हुए डब्बे-शीशी में बैचलर्सकिचन का सामान भी हुआ करता है। पहले तो ये अलग से ख़र्चा क्यों वाला माइंडसेट काम कर रहा होता और अब ऐसा करते हुए लगता है कि सालों पीछे छूट चुकी मनोरमा रसोई और तीन साल पहले इस दुनिया से विदा ले चुकी उसकी हेड शेफ़ मनोरमा के विदा ले चुकने के बाद भी वो रसोई बैचलर्सकिचन के भीतर धड़कती है।

मनोरमा पाँच रूपये की चीज़ भी रैंडमली नहीं मँगवाती। वो बाक़ायदा महीने भर के सामान की पर्ची बनाती या पापा से बोलकर बनवाती जिससे कि समय से मँगवाने का उन पर दबाव भी बने और दूसरा कि बेतहाशा खरीदारी नहीं करती। घर में सारी चीज़ें हो, ये सुनिश्चित भी करती और बर्बाद न जाय, इसे लेकर चौकस रहती।

बैचलर्सकिचन के सामने डीडीए मार्केट है। आधे दर्जन ग्रॉसरी शॉप हैं। दो-तीन के फोन नंबर है जिससे कि आप कॉल करो या व्हॉट्सअप पर लिस्ट भेजो वो दस-पन्द्रह मिनट के भीतर सामान भिजवा देंगे। बाक़ी ऑनलाइन शॉपिंग की एप्प जिन पर आए दिन धुआँधार ऑफर चलते ही रहते हैं...लेकिन बैचलर्सकिचन में दस रूपये की वो चीज़ महज

इसलिए नहीं आ जाती कि ऑफर में सस्ता पड़ रहा है। बिना काग़ज़ पर लिखे, लिस्ट बनाए कोई भी चीज़ ऑर्डर नहीं की जाती। बाज़ार में कुछ दिख जाय तो खरीदने के पहले दिमाग़ में ये बात रहती है कि ये लंच-डिनर-ब्रेकफास्ट...किनके बीच इस्तेमाल होगा! मनोरमा अक़्सर एक वाक्य दोहराया करती- बात पैसा का है ही नहीं, बात किफ़ायत होने का है! उसकी ये बात बैचलर्सकिचन के घोषणा-पत्र के तौर पर लागू होती है। रसोई में सबकुछ हो लेकिन ध्यान रहे कि कुछ भी बर्बाद न हो और कुछ भी देखाहिसकी में न खरीद लिया गया हो। पैसा और ऑफर के आगे अपना स्वाद, पसंद, आदत और ज़रूरत पीछे न छूट जाय।

मनोरमा रसोई में जितने लोग होते, उससे एक व्यक्ति का बढ़ाकर खाना बनाया जाता। मिठाई भी आती तो गिनती से दो ज़्यादा। कभी पापा एकदम से गिनकर उतना ही लाते जितने घर में लोग होते तो मनोरमा टोक देती- ई मर्दाना एकदम से सूत से सूत मिलाने में लगा रहता है। घर-परिवार में ये नहीं कि आने-जानेवाले के लिए दो पीस जादा ले आवें। कब खाना परसते-परसते आ जाय, कौन ठिकाना? अक़्सर कोई न कोई आ ही जाता और न आने पर थोड़ी सी पैरवी के साथ वो मिठाई-चीज़ हम बच्चों को मिल जाती जिसमें भैया पैरवी का अलग एँगिल निकालते- हम नींद में खाए थे तो हमको ठीक से स्वाद का पता नहीं चला, हम लेंगे। ज़्यादातर बार जिन्हें जो पसंद आती, उन्हें दोबारा दे दिया जाता।

हम "एक पेट का खाना बनाना ही कितना होता है" जैसे वाक्य सुनकर बड़े हुए लोग हैं। ये वाक्य तब इस्तेमाल किया जाता जब पड़ोस की चाची, भाभी, बुआ, दादी के यहाँ से सब शादी में, आपात स्थिति में कहीं चले जाते और घर में कोई एक बचता। ये वाक्य कहते हुए किसी दूसरे पड़ोसी के घर खाना बनता। अपने से बनाने की पहल करने पर फिर

से ये वाक्य दोहराया जाता। कुछ चाचा, भैया.. खाना बनाने के बेहद शौकीन होते तो नहीं चाहते कि कोई खाना पहुँचा जाय या बुला ले...तब भी ये वाक्य थोड़े बदलाव के साथ इस्तेमाल होता- अरे! एक पेट के लिए ही तो बनाना होता है, उसी में रिचता रहता है।

बैचलर्सकिचन मतलब एक इंसान के लिए, ख़ुद से, ख़ुद के लिए बनाया गया खाना-नाश्ता...लेकिन यहाँ कोई भी चीज़ एक नहीं हुआ करती। सारी चीज़ें जोड़े में और खाना भी नाप-जोखकर उतना ही नहीं जितना कि अकेला इंसान खाता हो। फेसबुक पर तरबूज की तस्वीर लगाने पर लोग अक्सर पूछा करते हैं- बाक़ी के तरबूज का आप क्या करते हैं ? आप तो सिंगल हैं तो ये दूसरी प्लेट किसके लिए है? इसका जवाब तो बस इतना है कि मनोरमा रसोई में रोज़ आठ लोगों का खाना-नाश्ता बनने पर भी एक-दो व्यक्ति का अतिरिक्त खाना इसलिए बनता, जोड़ के अतिरिक्त मिठाई की संख्या दो इसलिए बढ़ा दी जाती कि कोई न कोई तो आएगा ही तो क्या बैचलर्सकिचन दिल्ली शहर के उस टापू पर टिका है जहाँ बनाने वाले के अलावा कभी कोई नहीं आता-जाता और रोज़ दीवार-छत को ताकते हुए बनानेवाला ही खाता है? सच तो ये है कि यहाँ बनाने वाला सिंगल है, खानेवाला नहीं। उसके आसपास एक भरी-पूरी गुलजार दुनिया है जो मनोरमा रसोई की स्मृतियों के संजाल से बनी है, जिसमें दूसरा कौन और किसके लिए, तय न होकर भी- 'खाना-पीना भी अकेले की चीज़ है भला?' के क़ायदे से चलती है।

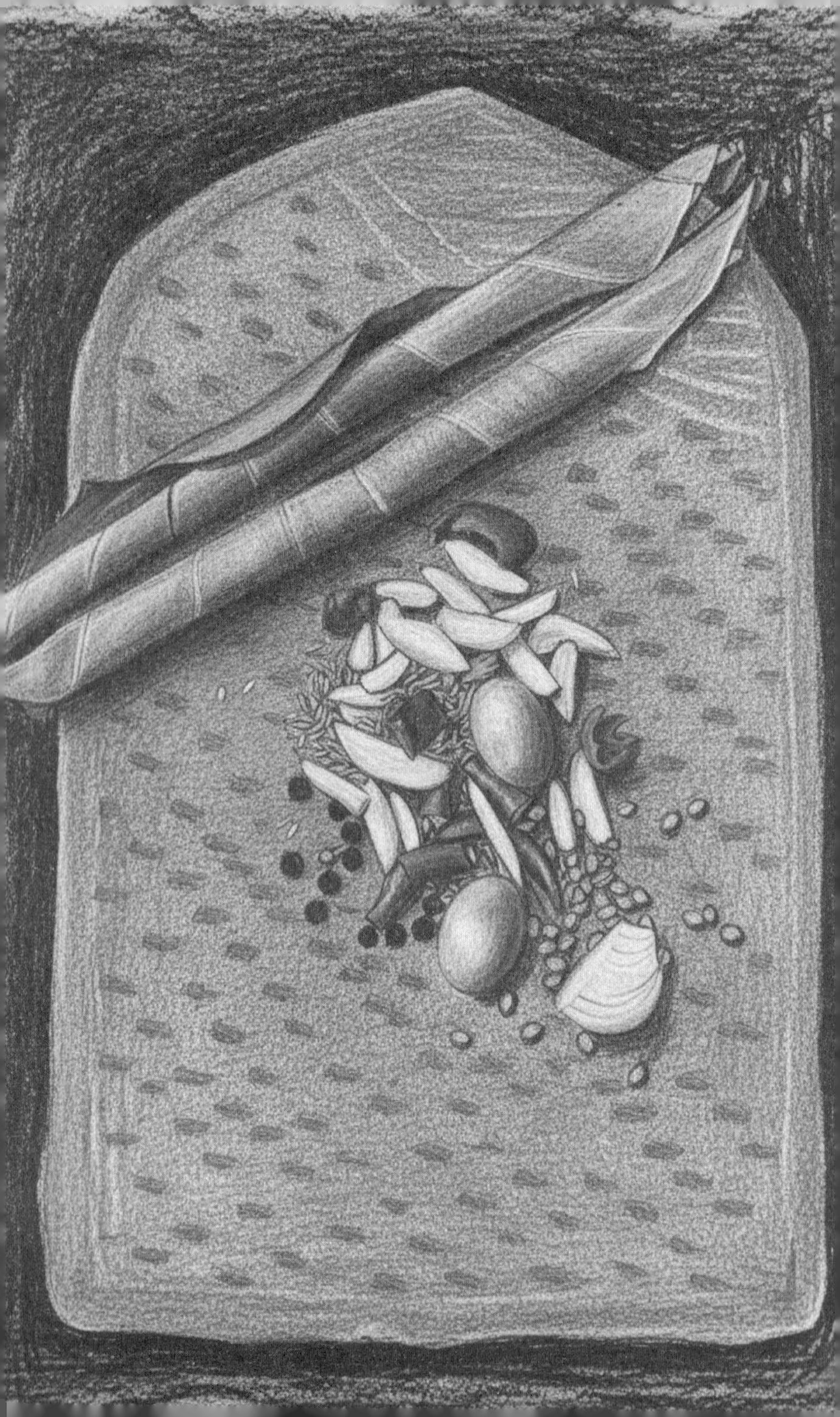

2

मनोरमा रसोईः एक सुरक्षा कवच

मनोरमा रसोई की एक तरफ़ की दीवार जिसके आगे हम बच्चे जूट की बोरियाँ बिछाकर बैठा करते, वक़्त के साथ-साथ वो जगह मुझे इतनी प्यारी, अपनी और सुरक्षित लगने लगी कि स्कूल के बाद का लगभग पूरा समय वहीं बीतने लगा। जिन बोरियों पर बैठकर कल तक इधर-उधर की बातें मनोरमा से करता रहता, वो जगह मेरे लिए सीरियस हो जाने की बनती चली गई।

हम अपना होमवर्क यहाँ बैठकर करें माँ?

हियाँ? बच्चा, यहाँ न तो ठीक से रौशनी रहता है और न ही ठीक से उठने-बैठने का हिसाब है। हमको तो अपने दिन-भर खटका लगा रहता है कि कब दूध में पलस्तरा झड़के न गिर जाए। छत पर तुमलोग गुदाल करते हो तो करेजा हौल-हौल करता रहता है कि जाने कब छत का ईंटा नीचे न गिर जाए। तुम तो एक बार होमवर्क करने बैठोगे तो मौनी बाबा

बनके लग जाओगे लेकिन हमको तो धुकधुकी लगा रहेगा। खाना बनाने के साथ मेरा एक काम और बढ़ जाएगा- बार-बार तुमको देखते रहने का। एतना बड़ा घर है, पढ़ने-लिखने का अपना हिसाब-किताब कहीं और बना लो।

हम तुमको एकदम डिस्टर्ब नहीं करेंगे। तुमसे बीच में कुछ खाने-पीने का भी नहीं माँगेंगे। बस चुपचाप यहाँ बैठकर पढ़ेंगे।

तुम डिस्टब्ब नहीं करेगा, ई तो हमको पता है लेकिन हमहीं तुमको करने लगेंगे। बीच-बीच में तुमको जब काम अरहावेंगे तब तुमको अच्छा नहीं लगेगा। तुम पढ़ने-लिखने का टंटा यहाँ मत पसारो। कभी-कभार मन करेगा मुजबानी कोई कविता-कहानी पढ़ने का तो किताब लेके आ जाना लेकिन एकदम से बैठके होमवर्क करनेवाला काम नहीं।

तुमको जो मन करेगा, काम करवाने का, कहना। हम कर देंगे लेकिन हमको यहीं पढ़ने दो। हमको तो वैसे भी बोर्ड के बाद इस घर में रहना नहीं है तो कुछ-कुछ बनाना-खाना भी सीख जाएँगे।

बड़ी जिद्दी बुतरु है तुम तो। दुनिया का बच्चा का लच्छन घर से टस से मस नहीं होने का होता है और ई अभी से ही घर से बाहर जाने का बात करने लगा है। चल जाना, हम नहीं रोकेंगे लेकिन अभी तो टैम है न! अभी से एतना बड़ा-बड़ा बात मत सोचो। अभिए से मौलवी-फकीर बनने का जरूरत नहीं है।

तो हम अपना सामान यहाँ ले आएँ?

ले आओ। बाकी ज़्यादा हो-हल्ला करने का ज़रूरत नहीं है। अपना जब तक मन करेगा पढ़ना और काम हो जाने पर किताब-कोपी सरियाकर सामनेवाला ताखा पर रख देना।

ले आओ, सुनने के बाद मुझे वैसी ही ख़ुशी मिली जैसे हेरा-फेरी सहित ऐसी दर्जनों फ़िल्मों में स्ट्रगलर नायक को मायानगरी मुंबई में कहीं पनाह मिल जाने पर होती है।

बाँस के भूरे रंग की कवर चढ़ी सारी किताबें और नोटबुक मैंने आले पर रख दिये तो एकबारगी देखकर मनोरमा एकदम से असहज हो गई। अभी ड्राईंगबुक, वाटर कलर के पैकेट, इन्सट्रूमेंट बॉक्स ये सब ज़माना बाक़ी ही थी कि उसने कहा-

अरे मेरा बच्चा! हम तुमको लाने बोले तो पूरा का पूरा सब ले आया। यहाँ दिन-भर धुआँ-धक्कड़ होता रहता है। तुम सारा किताब यहाँ रखेगा तो सब चटचट हो जाएगा और सबसे धुआँईन-धुआँईन गंध आवेगा। तुम ओतना ही सामान रखो जो रोज काम में आनेवाला है। जिस रूम में तुमको-पढ़ने लिखे का हिसाब तुम्हारा भैया बैठाया है, उसको एकदम से उजाड़ मत कर दो। उसको भी ख़राब लगेगा कि एकदम से ऐसा क्या हो गया कि ये लड़का पूरा आलमारी उजाड़कर अपना सामान यहाँ रख दे रहा है। ऐसे मत करो।

ये जो सारा सामान हम लाए हैं, वो यहाँ रखें या वापस ले जाकर आलमारी में रख दें?

बाप रे! लड़का का एकदम नाक पर गुस्सा रहता है। यही गुस्सा रहा तो बहू के विदा कराकर लाने जाएगा न ससुराल तो सास कहेगी- मेहमान! आपको सारिका को ले जाने तो देंगे लेकिन एक शर्त है- आपको अपना गुस्सा यहाँ रखके जाना होगा।

...अरे सुनो तो रे लड़का। आओ, इधर आओ। तुमको अब बुद्धि का बात समझाते हैं।

हमको कुछ नहीं सुनना है।

ज्जा...जो मन करे, वो करो लेकिन हियाँ से ले जाओ अपना सब पोथी-पतरा। ठीक से समझाओ इसको तो समझ में ही नहीं आता। हम कह रहे हैं कि सारा सामान यहाँ मत रखो। रोज-रोज वाला सामान यहाँ रखो और बाकी सब आलमारी में ही रहने दो। हियाँ तो सब खुला रहेगा, अपने जिम्मे एक आलमारी रहेगा तो सेफ से सब रखना और वैसे भी तुम्हारा सामान कोई छूता-छापता तो है नहीं।

मेरा गुस्सा बना रहता कि मनोरमा मुझे एकदम से अपनी तरफ़ भींच लेती- तुमको, जिंदगी में बहुत कुछ करना है। ऐसे छोटा-छोटा, हँसी-मजाक के बात दिल पर लेने लगेगा तो सब तुमको और चिढ़ावेगा। सब क्या, तुम्हारी माई ही। रखके आओ सब सामान। अभी दुपहरिया का खाना बनाने में है एक घंटा तो मिल-जुलके यहाँ तुम्हारा व्यवस्था कर देते हैं।

और तब मनोरमा रसोई का हुलिया बदल जाता है। चौहद्दी तो वही रहती है लेकिन अब वो ख़ाली दीवार और नीचे जूट की बोरियाँ बिछाने भर की जगह नहीं रह जाती। कनाट प्लेस घूमते हुए मुझे जब भी किसी नए शोरूम के खुलने का नज़ारा दिख जाता है तो मैं मनोरमा रसोई को याद करने लग जाता हूँ- किसी कैफ़े के आसपास किसी किताब की दूकान-स्टेशनरी शॉप के दिखते ही सीधे इसी रसोई में पहुँच जाता हूँ। स्मृतियों की यात्रा के लिए कौन सी टिकट लेनी पड़ती है और कहाँ बोर्डिंग पास लेकर वेटिंग जोन में बैठना पड़ता है? यात्रा का ख़याल भर आया और पहुँच गए।

आले पर चेलपार्क स्याही की बोतलें। मनोरमा स्याही को रोशनाई कहा करती। कैमेल का वाटर कलर। दीपावली की सफ़ाई के बाद पापा का रिजेक्ट किया हुआ कलमदान जिसमें कलम या पेंसिल नहीं सिर्फ़ पेंट ब्रश। पेट्रोमेक्स मेंटल का फार्गो बॉक्स। आले के नीचे शॉप से रिजेक्ट हुई रैक। तब जो भी ड्राइंग करता, उस पर जहाँ-तहाँ चिपकाकर उस हिस्से को ढँकने की कोशिश करता जहाँ से पेंट छूट गए होते। दीवार इतनी भुरभरी थी कि प्लास्टर का कौन सा हिस्सा कब बाहर निकल आए, पता नहीं। ऐसे में उस पर न तो कुछ चिपाकाया जा सकता था और न ही वो चिपक भी जाए तो टिक पाता। मैंने जब प्लाई का एक बड़ा सा टुकड़ा रखा कि वो एकदम सपाट और बेहतर लगे तो मनोरमा ने उसे हटा दिया। इसको रखने का कोई फायदा नहीं है, ये तब रखते तो ठीक रहता जब पूरा दीवाल ढँक लेता। एक हिस्सा के ढँक जाने से क्या होगा, ऊपर से झोंक में हिल-डुल गया तो चोट-चपाट लग जाएगा।

इससे पहले जिस कमरे में बैठकर पढ़ना-लिखना करता, जहाँ किताबों की आलमारी हुआ करती, टेबल-कुर्सी पर बैठकर पढ़ने की न तो कोई आदत थी और न ही दिमाग़ में कभी ऐसी बात आई कि पढ़ाई तो टेबल-कुर्सी पर ही होती है। तब बिस्तर एक ऐसा खुला मैदान लगता जिस पर आप अलग-अलग पोजिशन में बैठकर, अध-लेटे पढ़ो, ड्राईंग बनाओ, लिखो या फिर तकिए में मुँह ढँककर सुस्ता लो... लेकिन मनोरमा रसोई में बिस्तर तो लगाया जा नहीं सकता था और ज़मीन पर एक बार बैठने पर लगता कि हम किसी कुएँ में उतर आए हैं, पूरे घर के कमरे से इसका फ़र्श बहुत नीचे और दूसरा कि सुबह-सुबह इसे लीपने का काम होता तो हमेशा गीला-गीला सा महसूस होता। नमी फर्श पर न भी हो तो भी इसे लेकर दिमाग़ में नमी घुसी रहती। ऐसे में ध्यान बार-बार इस पर जाता कि यहाँ तो एक टेबल-कुर्सी होनी चाहिए।

मेरे लिए एक टेबल-कुर्सी का इंतज़ाम करवा दो। हम यहीं एक साइड कोने में लगा लेंगे।

गजब खपती बच्चा है तुम तो! किसी के रसोई में देखा है कि बच्चा लोग पढ़ने का टेबुल लगाता है? नहीं देखा है तो स्कूल से लौटकर आवेगा तो चलना मेरे साथ। जादा नहीं तो कम से कम पाँच घर तो ले ही चलेंगे, देखना...सब बच्चा सब कहाँ और कैसे पढ़ता है? अभी सब मिलके तुमको कम चिढ़ाता है जो तुम टेबुल-कुर्सी लगाके रसोई में पढ़ेगा। कोपी-किताब रखने दे दिए तो इसका तो मन एकदम से बढ़ गया है।

तो हम पढ़ेंगे कैसे? फ़र्श तो एकदम गीला-गीला लगता है और नीचे भी है बहुत।

तो हम तुमको एप्लिकेशन लिखे थे कि सविनय निवेदन है कि मेरा बुतरु एतना बड़ा घर छोड़कर मेरा रसोई में घुस जाए और यहीं पढ़े...अरे घड़ी-घंटा के लिए हो गया, आके कुछ पढ़ लिया, याद कर लिया तो ये है कि यहीं स्कूल खोलने की सोच रहा है।

मत करो इंतज़ाम। हम ज़मीन पर ही बैठकर पढ़ेंगे।

एकदम पढ़ो। तुलसीदासजी भी रामचरितमानस ज़मीन पर ही बैठकर लिखे थे। ऊ टेबुल-कुर्सी खोजने लगते तो सुंदरकाण्ड कभी नहीं लिख पाते।

मनोरमा को इतना तो पता था कि मेरा बच्चा है बहुत जिद्दी लेकिन इस बात का अंदाज़ा बिल्कुल भी नहीं था कि वो स्कूल से आकर एकदम से जो एक बार रसोई में घुसेगा तो सारा होमवर्क करके ही निकलेगा। मोहल्ले की माएँ तरस जातीं कि उसका बच्चा घंटी-घंटा उसके पास

बैठे। होमवर्क न भी बनाए तो ऐसे ही कुछ सुनाए, बताए। स्कूल में क्या हुआ, किसकी माँ बिना टिफ़िन के भेज दी, किसको जूता साफ़ नहीं रहने पर प्रिंसिपल सर ने कहा कि कल पापा को लेकर आना, कहा। लेकिन मनोरमा के इस बच्चे की दुनिया उससे शुरू होती और उसी पर जाकर ख़त्म हो जाती। कई बार शाम को उसके दोस्त खेलने के लिए बुलाते रह जाते और वो टस से मस न होता।

... घर आया हुआ दोस्त-मुईम को ऐसे किया जाता है बच्चा? सौरभ तुमको केतना देर से बुला रहा है।

हमको नहीं खेलना है।

नहीं खेलना है त जाकर यही बात बोल दो कि हमको नहीं खेलना है। एक बार सकल तो दिखा दो।

तुम ही बोल दो कि बच्चा का तबियत ठीक नहीं है।

मतलब तुम अब हमको झूठा बनाओ। क्या सोचेगा कि मेरे दोस्त की मम्मी झूठ बोलती है। हम नहीं बोलेंगे जाकर। तुम चले जाओ और एक बार पूछ लेना कि माँ आटा का हलुआ बना रही है, खाएगा सौरभ? हाँ बोले तो लेते आना।

क्यों, उसकी मम्मी हलवा नहीं बनाती है जो मैं बुलाकर खिलाऊँ?

ऐसे ही बोलते हैं। ऊ एतना शौख से तुमको बुलाने आया है और तुम उसको एक तो दुआरी पर खड़ा कराए हुए हो और कह रहे हैं, बुला लो तो वो भी नहीं। उसको दोस्त का कमी है और पढ़ने-लिखने में तुमसे कम होशियार है? आता है तुम्हारे पास कि तुमसे लगाव है। नहीं तो

किसको, किससे लेना-देना है, जो जहाँ है, अपना-अपना दुनिया में मस्त है। दुआरी पर आए किसी भी आदमी के साथ ऐसा नहीं करते हैं। हम उसको जा रहे हैं बुलाने...

मनोरमा रसोई को लेकर तब मैं कल्पना करता कि यह एक ऐसी जगह हो कि जहाँ कोई नहीं आए। पूरे घर का एक ऐसा कोना जहाँ पूरी दुनिया से कटकर अपना काम किया जा सके। घर में क्या चिल्ल-पों मच रही है, वो मुझ तक न पहुँचे। भागने और छुपने की जगह, वक़्त बिताने की जगह बन जाए।

अब क्या हुआ तो हवा-बिंडोईया जैसा तुम भागकर यहाँ आया है रे लड़का?

कुछ नहीं।

कुछ तो हुआ ही है। पहिले बैठो स्थिर से, दम ले लो और बताओ इत्मिनान से।

कुछ हुआ ही नहीं है तो हम क्या बताएँ?

नहीं हुआ है, नहीं हुआ है...बताएँ तुमको अभी हम? तुम बीच से हटो माँ। इसको हम बताते हैं क्या हुआ है?

अभी तक मैं जो मनोरमा की बड़े-बड़े फूलवाली साड़ी के आँचल में शुतुरमुर्ग की तरह सिर घुसाए रहता, इस आवाज़ से एक कोने से निकालकर बाहर देखता। मेमने की तरह हिम्मत जुटाकर कहता- हम कुछ नहीं किए हैं।

तुम बाहर तो निकलो पहले। तुमको नहीं पता है कि क्या किया है तो हम बता देंगे कि क्या किया है?

नाव क्या अपने आप बह गई है, बहाई गई है।

नदिया के पार देखते हुए चंदन का यह संवाद जब भी सुनता, लगता है यह वाक्य मेरे लिए कहा गया है। बस ये है कि चंदन यह बात तंज़ में कह रहे होते हैं और भैया गुस्से में।

तुम साइड हो जाओ माँ। हम बताते हैं इसको कि ये क्या किया है, क्या नहीं किया है।

साइड तो हम नहीं होंगे बेटा। जिस आसरा से ई हवा-विंडोईया की तरह भागकर मेरे पास आया है, साइड हो गए तो इसको अपना माई पर से भरोसा उठ जाएगा। अपना आँख के सामने इसको मार खाने तो नहीं देंगे। तुम हमको साफ़-साफ़ बता दो कि क्या किया है ई लड़का। हम समझा देंगे। गलती इसका रहेगा तो अपने हिसाब से हम सजा देंगे।

अभी तक जो मामला मेरे और भैया के बीच होता, मनोरमा उसमें एक पार्टी बन जाती। आगे भैया जो कुछ भी बोलें, वो अपने ऊपर लेती और वाक्य सीधे यहीं से शुरू करती- पढ़े थे किताब में, एक थे सरवन (श्रवण) कुमार। माँ-बाप को बग्गी से तीरथ-बरत कराने ले गए और एक मेरा बाल-बच्चा सब है, गिद्धिया-मसान किए रहता है। अपना-अपना भाग! भैया का पूरा ग़ुस्सा चट जाने की तरफ़ शिफ़्ट हो जाता और वो खिसियाकर यह कहते हुए चले जाते- इस बार बीच में माँ पड़ गई थी तो छोड़ दिए। करना आगे तुम कुछ...

उनके लौट जाने के बाद मनोरमा अपना सारा काम छोड़कर लकड़ी के तख़्ते पर जिसे कि वो पीढ़ा कहा करती, बहुत प्यार से मुझे बिठाती। घर या शॉप पर जब भी कार्पेंटर का काम लगता तो आख़िर में वो चार-छ: पीढ़ा बनवा लिया करती। तब रसोई में किसी के आने पर वो कहती- फूल चाची को दो न बाबू पीढ़ा, बैठेंगे। फूल चाची कहतीं- नहीं, हम बैठने नहीं आए हैं, बस हल्दी एकदम से घट गया है तो सोचे कि दू चम्मच ले लें। अच्छा तो हल्दी भी ले लीजिएगा दीजी, बैठिए न दस मिनट...

अब मैं ख़ुद को उसकी आँचल की ओट से अलग कर चुका होता और दूसरे पीढ़े पर बैठा होता। वो पीढ़ा खिसकाकर मेरे और पास आ जातीं और शुरू करतीं- तुमको भईया का कलम छूने का क्या ज़रूरत पड़ा था, तुम्हारे पास अपना है न? मैं बस इतना कहता- हम तो बस देख रहे थे... वो आगे कहतीं- नहीं, देख नहीं रहे थे, तुम उसको कागज पर घिस भी रहे थे, उसका निब ख़राब हो गया। उसके सामने हम कुछ बोले नहीं लेकिन काम तो मार खानेवाला ही था।

हट चुके आँचल से वापस मेरे शरीर को ढँकती और सिर पर हाथ फेरते हुए कहतीं- हम हर समय बचाने के लिए तो बैठे नहीं रहेंगे न, एक समय के बाद तो अच्छा-ख़राब तुमको खुद सोच के करना पड़ेगा। तुम गलती करेगा और हम बचावेंगे तो उसको भी लगेगा न कि हम उसके साथ पक्षपात करते हैं। माँ का जी तो सबके लिए बराबर होता है न! ऐसा काम ही मत करो कि बीच में हमको... पड़ना पड़े।

मुझसे ये सारी बातें करती हुई वो किसी और दुनिया में चली जातीं। कुछ ऐसे सूत्र वाक्य जिसका कि मेरी हरकतों से कोई लेना-देना नहीं होता।

बाद में, जब बड़ा हुआ तो पाया कि प्रेमचंद, रेणु, जैनेन्द्र कुमार... इन सभी कथाकारों की रचनाओं में ऐसी पंक्तियाँ हुआ करती हैं जो कथा को रोककर लिखी होती हैं और परीक्षा में जिनकी सप्रसंग व्याख्या करने से जुड़े सवाल आते हैं।

अच्छा छोड़ो, बड़ा भाई-बहिन से पिंड छूटा है तुम्हारा अभी तो हम लेक्चर झाड़कर तुम्हारा मन और ख़राब नहीं करेंगे। बताओ, क्या खाएगा अभी?

कुछ नहीं...

कुछ नहीं तो हवा पीकर रहोगे?

कुछ तो खा लो?

मन नहीं है। सच बात तो ये है कि उस मन में अभी भी ये बात कौंधती रही होती कि भईया ने कैसे हमको कुत्ते-बिल्ली की तरह दौड़ाया, चौखट में पैर फंस जाता तो...हम तो गिर ही जाते, माथा फूट जाता...जो घटित न भी हुआ हो, उसके प्रति एक आशंका। उसके बाद जो बहुत सुंदर घटित हो रहा है, ख़ूब लाड़ और फ़िक्र...उसके प्रति बेरूख़ी।

अच्छा बताओ, तुम हवा-विन्डोइया की तरह भाग रहे थे तो कहीं चोट भी लगा, डिटॉल लगा दें?

अब इतने मनुहार-पुचकार के बाद बच्चा सीधे न बोलेगा या फिर पूरे शरीर को दिमाग़ से स्कैन करेगा? आठ-नौ साल का ऐसा कौन सा बच्चा होगा जिसके शरीर पर दो-चार दिन पहले चोट-चपाट न लगी हो। हम पुरानी खरोंच-चोट को दिखाकर कहते- यहाँ लगा है। वो कहतीं- ये तो पहले का है।

हाँ, पहले का है लेकिन तेज़ दौड़े तो अब ज़्यादा दर्द करने लगा है।

दौड़ने से नहीं दरद कर रहा है बच्चा, मेरे पूछने से दरद करने लगा है। इंसान जात भाव का भूखा होता है, भाव मिलने से दुःख-तकलीफ़ का गठरी खोल देता है, रहे तब भी, नहीं रहे तब भी।

बहुरिया! क्या कर रही हैं?

मदालसा फुआ! आप कब आयीं?

हुआ आधा घंटा आए हुए। आए तो बैठ गए तुम्हारी दीजी तरफ़। चाय-पानी में निकल गया आधा घंटा कि पता ही नहीं चला। क्या कर रही है तुम?

कुछ नहीं। इसका भईया इसको थोड़ा दौड़ा दिया है तो हदस गया है बच्चा, आटा का हलुआ बना दे रहे हैं कि मन थोड़ा थिर हो जाए।

ई कौन दवाई हुआ हदस भगाने का?

दवाई नहीं फुआ, तसल्ली। बुतरु को लगे नहीं कि घर में छोटा है तो दिन-भर सब हमको डाँटते-दबारते रहता है। इसको भी लगे कि हमको भी बचावे-रच्छा करेवाला घर में है।

बाप रे! तुम एतना सोचती है पिल्लू भर के बच्चा के लिए?

अभी पिल्लू भर का है न फुआ। बड़ा होगा तो हम सबका बुढ़ापा तार देगा। नहीं भी तारेगा तो एतना मजगूत (मज़बूत) तो हो ही जाएगा कि अपना जिनगी ठाठ से जी ले। हलुआ से देह तो नहीं बनेगा लेकिन मन मजगूत रहेगा। मन का मजगूत बच्चा दुनिया में ऐसा कौन काम है जो नहीं कर लेगा।

तुमरा सारा बात पाकोमामा वाला रहता है। जैसन काम में सुघड़िन, वैसा बात। क़िस्मतवाला है ई बाल-बच्चा सब जो ऐसन माँ मिली। एतना भारी-भरकम बात इसको बुझाता होगा?

बुझाय चाहे नहीं बुझाए लेकिन बड़ा होगा औ अपना बचपन याद करेगा तो ई बात का कसोट तो नहीं रहेगा न कि हमको भैया-दीदी, टोला-पड़ोस का बच्चा सब मारने के लिए दौड़ाता था और मेरा माई बस टुकुर-टुकुर देखते रहती थी। कुछ औ नहीं तो आटा का हलुआ तो याद रहेगा ही न! यही बहुत है।

रसोई से सुरक्षित जगह मेरे लिए और कहीं हो ही नहीं सकती। यह बात धीरे-धीरे मन में बैठती चली गई। रसोई से सुंदर जगह कोई और हो ही नहीं सकती, छुटपन के दिनों में जो बात मैं सोचा करता, वो परिवेश, वो माहौल, वो शहर और लोग छूटते जाने के बावजूद भी समझ कमोबेश वैसी ही है। आख़िर बैचलर्सकिचन की गतिविधियाँ हैशटैग के साथ जिन डिजिटल प्लेटफ़ॉर्म पर आती हैं, उसके पीछे यही समझ तो काम कर रही होती है। दिनभर काम में उलझे रहने के बाद, ख़त्म होते ही एकदम सीधा घर आने की जो तत्परता मेरे भीतर रहती है, उसकी सबसे बड़ी वजह यही कि घर में एक रसोई है। उस रसोई में कॉफ़ी की उठती खुशबू से दिनभर की थकान कम होगी। खाना बनाते हुए हम धीरे-धीरे ऐसी दुनिया में शामिल हो जाएँगे जहाँ शहर की आपाधापी नहीं होगी। चुप्पी की एक ऐसी भाषा के ज़रिए हम भीतर ही भीतर वो सब कह सकेंगे, ख़ुद से संवाद कर सकेंगे जो दिनभर के ओढ़े गए परिवेश में संभव नहीं है। हम सुबह घर से सिर्फ फ़ॉर्मल कपड़े ही नहीं, भाषा भी लादकर काम पर निकलते हैं। ये भाषा हमें थकाती है। घर लौटने पर रसोई के भीतर

हम इस भाषा के इस्तेमाल करने की बंदिश से मुक्त हो जाते हैं।

घर में सबसे छोटा होने की वजह से, बहुत सारे ऐसे काम और ग़लतियाँ न करने पर भी ज़िम्मेदार ठहराए जाने का स्वाभाविक हिस्सा होता। बचपन के दिनों में घर में जो वाक्य सबसे ज़्यादा सुनने को मिलता- इसी का काम होगा, इसी ने ख़राब किया होगा, इसी के हाथ में देखा था, इसी की करस्तानी होगी... मेरे नाम के बजाए 'इसी का' प्रयोग किया जाता होता और उस 'इसी का' मतलब होता- एक घबराया हुआ बच्चा जिसके दिमाग़ में, इतने बड़े घर में सबसे सुरक्षित कोने की तलाश चलती रहती।

बात जब तक बात तक रह जाती, तब तलाश की गति भी मद्धिम पड़ जाती लेकिन जब मामला फ़ौजदारी तक पहुँच जाता जिसका निबटारा बिना दो-चार लप्पड़-थप्पड़ तक जाकर शांत नहीं हो सकता था तो पैर बिजली की गति से मनोरमा रसोई की तरफ़ बढ़ जाते। तब उस रसोई में भी कोई कोना सुरक्षित नहीं लगता तो सीधे मनोरमा से जाकर लिपट जाता और आँचल से ख़ुद को ढँक लेता। वो आँचल से हटाने के बजाए और ठीक से ढँक देती और सामने पड़े भाई-बहन को संबोधित करते हुए कहती- पहिले हमको बताओ, क्या हुआ है... तब आगे बात होगा। वो कुछ बताते कि इससे पहले मनोरमा का जवाब होता- इतना सा बात के लिए तुम पिल्लूभर (कीड़े जैसा छोटा) के बच्चा के पीछे हाथ धोकर पड़े हो? बड़े हो, समझ में नहीं आता है कि इसको उतना बुद्धि नहीं है? अपने हाथ खुजली मिटाने के उतावले घर के भाई-बहन मन मारकर लौट जाते।

मनोरमा कभी बैचलर्सकिचन में नहीं आयी लेकिन कभी लगा नहीं कि वो इस रसोई को नहीं जानती है। सालों से फोन पर रोज़ की बातचीत इसी रसोई में हुआ करती। आख़िर के दिनों में तो एकदम से कहती-

एतना विस्तार से जो तुम बता रहा है, वीडियो कॉलिंग करके देखा ही दो, क्या बना रहा है...इसी बहाने एक झलक तुमको भी देख लेंगे?

काम से लौटकर जब हम घर लौटते हैं, रसोई में आटा गूँथ रहे होते हैं, सब्ज़ी काट रहे होते हैं तो उन्हीं बड़े भाई-बहन के फोन आते हैं जिनसे घबराकर हम कभी मनोरमा रसोई में दुबके रहते। कैसा बीता दिन विनीत से बात शुरू होती और दुनिया-जहाँ की बातें करते हुए इस सवाल के साथ ख़त्म होती है- तो रात के लिए बैचलर्सकिचन में क्या बना है? भरवां करेला दीदी। अरे वाह! लेकिन दिनभर की थकान में इतनी मेहनत की सब्ज़ी बना पाओगे? तुमको तो पता ही है दीदी मेरे लिए... आगे वो वाक्य पूरा कर दिया करती हैं- खाना बनाना स्ट्रेस बस्टर का काम है। है न? मैं चाकू, बेलन, पीलर की गति थोड़ी देर के लिए रोककर ठहाके लगाने लग जाता हूँ- बैचलर्सकिचन के ठहाके पड़ोसियों को हैरान करते हैं, ये अकेला रसोई में जाकर ठहाके क्यों लगाता है? लेकिन बैचलर्सकिचन में सिंगल जाते ही अकेला कहाँ रह जाता है भला!

माँ के जाने के बाद उसकी जगह भाभी ने ले ली है तो बिल्कुल उसी के अंदाज़ में बात करती है- आज बैचलर्सकिचन की कड़ाही में कौन सा सितारा जगमगाएगा? दाल की दुल्हन भाभी। हमको तो अभी तक बनाना नहीं आता? सिखा नहीं दीजिएगा? दिनभर में मैं ही मिला भाभी? सच में नहीं आता। आता तो आपके आने पर बनाते नहीं... कोई बात नहीं, आपको जो आता है वो और भी ज़्यादा अच्छा है। फेसबुक पर फ़ोटो लगाइएगा न! मतलब, भैया के आदेश का पालन करने से मुक्ति मिला तो अब आप...! फ़ोटो लगाना कोई काम थोड़े है, लगाइएगा तो डिनर में हम उसी को डाउनलोड कर लेंगे, मेरा भी मेहनत

बचेगा रोटी-सब्ज़ी बनाने से...ठीक है, लगाएँगे। फ़ोटो लगाएँगे ही तो छोटा सा वीडियो भी लगा दीजिएगा उसी में...वीडियो रहने से काम करते-करते भी देख लेते हैं, पोस्ट पढ़ने में कई बार छूट जाता है...

बैचलर्सकिचन में भाभी साल में एकाध बार आ जाया करती हैं। तब अगले दो-तीन दिन में तब वो मनोरमा रसोई का एक्सटेंशन हो जाया करता है। किचन से तब वैसी ही ख़ुशबू आने लग जाती है, ढब वैसा ही होने लग जाता है। अपनी ही रसोई, पुरानी पहचान की तरफ लौटने लगती है। सारे शीशे के बर्तन, छोटा कूकर, सेरेमिक के बड़े-बड़े बाउल ग़ायब हो जाते हैं और भीतर रखे बड़े बर्तन बाहर निकल आते हैं। हर बार कुछ नए और बड़े बर्तन जुड़ जाते हैं। रूप बदल चुकी इस रसोई में वैसे ही पायल छनकते हैं जैसा मनोरमा रसोई में छनका करते। प्लेट की रंगत, रस और स्वाद बदलने शुरू होते हैं। पहली-दूसरी हिचक के बाद नाश्ते की टेबल बैचलर्सकिचन की होती है लेकिन रात में उसी टेबल पर मनोरमा रसोई की छाया कब्ज़ा कर लेती है। दुनियाभर के क्लचर और डस्टर होने के बावज़ूद साड़ी के पल्लू से पकड़कर बर्नर से बर्तन उतारने का उपक्रम शुरू हो जाया करता है जिसे देख-देखकर हम छुटपन में होमवर्क किया करते और घबराते कि जल जाएगा माँ...मनोरमा तब पलटकर कहा करती- औरत जात को इस तरह से जलने-खोरने लगा तो चल चुका गृहस्थी!

भाभी के जाने के बाद कई दिनों तक बैचलर्सकिचन में मनोरमा रसोई की एक परत चढ़ी रहती है, चम्मच से धनिया-पुदीना चटनी की महक कई-कई दिनों तक आती है। मैं भाभी के रहते और चले जाने के बाद फोन पर कई बार दोहराता हूँ- आप यहाँ का सब बिगाड़कर चल देती

हैं। मुझे अपनी ही रसोई, अपनी नहीं लगती। पहले वो मुस्कराकर रह जातीं लेकिन अब हौले से एक वाक्य रख देती हैं- बिगाड़कर रख देते हैं या फिर माँजी की रसोई, मनोरमा रसोई जैसा बना देते हैं बबुआ! आपसे इतने सालों में तो बन नहीं पाया तो सोचते हैं, हमहीं बना देते हैं।

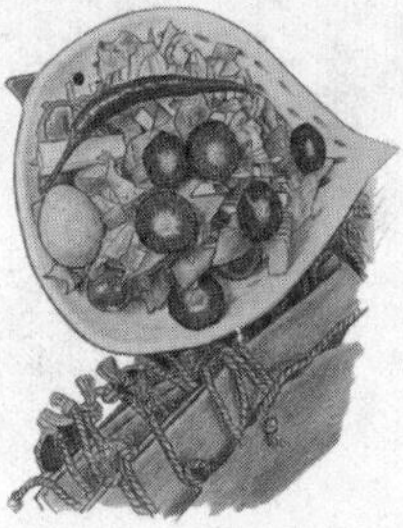

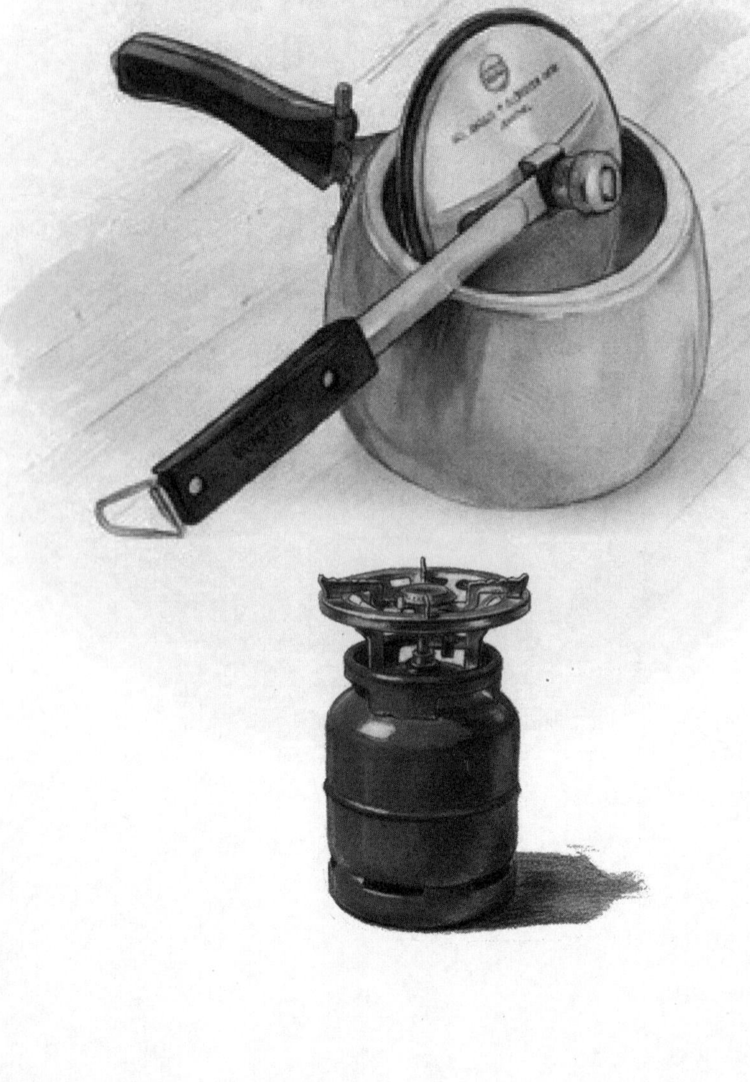

3

लड़का भात बनाना तक नहीं जानता

जानता है विनीत, राँची में तुम जिनके घर में रहता है न, आज हमको एक शादी में मिली। संयोग देखो- हम खाने का प्लेट उठाए ही थे कि एक लेडिस एकदम से सटके मेरे बगल में खड़ी हो गई और बोली- विनीत आप ही का लड़का है?

हम एकदम से अकचका गए। प्लेट में आलू-परवल का सब्जी डालते-डालते रुक गए।

हाँ, है तो बच्चा मेरा ही। काहे, कुछ हुआ क्या?

बोली- नहीं, नहीं...कुछ हुआ नहीं है। बस हम ये बताने आए थे कि वो मेरे ही घर में रहता है। अभी उसका परीक्षा चल रहा है। हम बोलके आए हैं कि पाँच दिन में लौट आएँगे।

आपको राँची लौटने में पाँच दिन लग जाएगा? तब तक का खाना-पीना कैसे करेगा मेरा बच्चा?

हम ई बात उनको बोले तो नहीं लेकिन मन में सोचने लगे। हमको तो एक पैसा कुछ खाने का मन नहीं करने लगा सुनने के बाद।

फिर...

फिर क्या, हम पूछ लिए- तो कैसा है मेरा बच्चा, ठीक से रहता है न?

बहुत अच्छा है। एकदम से पढ़ाकू। दिन-भर किताब में घुसा रहता है, अपना काम का धुनी है औ थोड़ा जिद्दी भी...ऐसे बहुत सुशील लड़का है, लिहाज़ करता है। ये है कि उसको बाकी का चीज तो छोड़ दीजिए, भात बनाने तक नहीं आता है। बाहर रहता है तो इमरजेंसी में कम से कम दाल-भात बनाना तो आना चाहिए। हमलोग एकाध बार इधर-उधर चले जाते हैं और कहते हैं कि तुम खाने का कुछ कर लोगे न, कुछ नहीं तो दाल-चावल तो बना ही लोगे? उस समय तो हाँ-हाँ कर देता है लेकिन लौटकर देखते हैं तो एक चम्मच तक जूठा सिंक में नहीं रहता है।

यहाँ आने से पहले हम ठोंक-बजाकर पूछ ही लिए कि तुमको दाल-चावल कुछ बनाना नहीं आता है? एकदम से लजा गया- नहीं आंटी। घर में कभी किसी ने बनाने दिया ही नहीं।

वैसे बगल में ऐश्वर्या के मम्मी को बोलकर आए हैं कि पूछपाछ करते रहिएगा। घर-परिवार के बीच रहा हुआ लड़का है, पाँच दिन अकेले रहेगा तो परेशान हो जाएगा।

अच्छा...तो तुम क्या बोली?

हम क्या बोलते? बोले कि बुतुरु का ध्यान रखिएगा। बहुत आसरा लगाए रहते हैं हम सब कि पढ़-लिखकर कुछ अच्छा करे। पैसा-कौड़ी तो देर-सबेर आ जाएगा लेकिन असल चीज़ है अपना जिनगी ठीक से सँवारे... लेकिन जाते-जाते ठोहक्का मार ही दी कि लड़का को बाहर पढ़ने भेजे हैं तो कम से कम दो-चार चीज़ बनाना सिखाकर भेजते न! हमलोग रहते हैं तो कोई दिक़्क़त नहीं है लेकिन बाहर जाने पर तो ज़रूरत पड़ ही जाता है। कुछ और नहीं तो दाल-चावल, एकाध सब्जी भी बनाना आएगा तो सही रहेगा।

ज्जजा...करा ली न अपनी बेइज़्ज़ती! जिस लेडिज का अच्छा खाना बनाने के लिए पूरी दुनिया में डंका बजा रहता है, उसे अपने लड़के के चक्कर में सुनना पड़ गया। मैं तुमको कहता था न कि कुछ-कुछ हमको किचन में काम करने दो लेकिन नहीं, तुमको डर लगता कि कहीं जेंडर न बदल जाए मेरे बच्चे का। लड़का से लड़की न हो जाए। अब सुनो ताने।

अब तुम बनेगा रे लड़का बीबीसी। ऊ कम बोलके गई जो अब तुम हमको सुनावेगा! तुमरा मकान-मालकिन नहीं होती तो सुनाते उनको दमभर हम भी कि कौन माँ अपना हाथ-पैर सही सलामत रहते, पिल्लू भर बच्चा से भात बनवावेगी, रोटी बेलवावेगी। बोल देते तो मुँह दू मिनट में लिलबंदर जैसा हो जाता, छोड़ दिए।

बड़ा गंदा टाइप से हर्ट हो गई श्रीमति मनोरमा देवी!

हर्ट-हुर्ट का बात नहीं है, कोई माँ अपना बच्चा से किचन में काम नहीं करवाती है। खेले-कूदे के उमर में माँ लोग यही सब करवावेगी? और ऊपर से तुमको दँतखिसोड़ी सूझ रहा है!

सेंट ज़ेवियर्स कॉलेज, रांची में एडमिशन हो जाने के बाद घर से विदा लेने का वक़्त आ गया था। उस आईनेवाले कमरे में जो जुगाड़ से मनोरमा रसोई बना, कैसे दिन-रात एक करके पढ़ते हुए बोर्ड परीक्षा निकल गई, पता ही नहीं चला। आख़िर के दिनो में तो मनोरमा कभी हल्दीवाला दूध तो कभी रोस्टेड मखाना-बादाम हाथ में यूँ लिए रहती कि जैसे मैं खाने-पीने के किसी पेड़ के नीचे बैठा हूँ और पढ़ते हुए हाथ ऊपर करो कि मनपसंद चीज़ें मिल जाएँगी। उसने मुझे जिस अंदाज़ में पढ़ते देखा, ख़ुद ही कहने लगी- तुम आगे का पढ़ाई के लिए घर में मत टिकना, तुमको सब मिलके टहलुआ बनाके छोड़ देगा। उसको बस स्टैंड छोड़ो, उसके लिए बाजार दौड़ो, ऊ फुआ आयी है तो जिलेबी-छेना लेने भागो। तुम चुपचाप यहाँ से निकल लेना। बोर्ड परीक्षा रिजल्ट आ जाने के बाद कोई मुझसे पूछता- अब आगे? मेरे बोलने से पहले मनोरमा कहती- आगे जाएगा जौन शहर, जौन कॉलेज में इसका मन होगा।

देखते-देखते घर छूटने का समय आ गया। भैया पता नहीं किस स्कीम के चक्कर में सर्फ (तब सर्फ स्काई ब्लू रंग का आता) पाँच किलो का पैकेट ले आए थे या दस किलो की, ठीक से याद नहीं..बस वो स्काई ब्लू बाल्टी याद है जिसमें एक मग्गा, नया ब्रुश, टूथपेस्ट, साबुन, स्क्रब और ऐसी रोज़मर्रा की काम आनेवाली ज़रूरत की सारी चीज़ें मनोरमा ने भर दीं। पीतल का एक लोटा और गिलास भी। शादी के समय मायके से आए अपने बक्से में, कार्टन में कॉम्प्लान, ग्लूकोन डी, हेयर एण्ड केयर, नाइसिल पाउडर, एक शीशी हाजमोला, कंघी, छोटा सा आईना, कोकोनट बिस्कुट के पैकेट... थाली, प्लेट, कटोरी, चम्मच...

ऑटो में एक-एक सामान रखने के बाद जब उसके पैर छूने के लिए झुका तो फफककर एकदम से रो पड़ी- जाओ मेरा बच्चा, खूब मन लगाके पढ़ना, पैसा-कौड़ी का चिंता मत करना। हम हैं न! ऐसे थोड़े छोड़ देंगे। चूल्हा-चौका का एक भी सामान नहीं दिए हैं, घर के सब सुख-सुविधा छोड़के जा रहा है तो वहाँ परदेस में एकदम से हाथ थोड़े जलावे लगेगा। दीदी बता रही थी कि आंटी स्वभाव से अच्छी है तो जो बनाकर खिलाएगी, टैम-टैम से खाना। तुम तो वैसे भी किसी चीज़ के लिए टिमायजी नहीं करता है तो निभ ही जाएगा।

भक्क बुतरु के माय! बेटी जैसा एक-एक चीज देकर जब विदा कर रही है तो अब एतना रो काहे रही है। घर से निकलके पढ़ेगा, सुनेगा, बड़ा आदमी बनेगा तो अच्छा ही है न...हमरे घर का बाल-बच्चा ऊतना नंबर ही नहीं लाया कि बाहर भेज पाते। बिटुआ के पापा का जीरी मन था कि मेरा बाल-बच्चा भी बाहर जाकर पढ़े। कहते हुए तारा चाची ने मनोरमा को अपनी बाहों में भर लिया। ऑटो स्टार्ट होता और हम नज़रों से ओझल से होते कि मनोरमा ने अपेक्षाकृत तेज आवाज़ में कहा- टेम्पू थोड़ा आगे-पीछे कर लीजिएगा एक बार ड्राइवर साहब, तब ले जाइएगा। उन्होंने कुछ पूछने के बजाय ऐसा ही किया।

घर से, पड़ोस से शादी के बाद बहनें विदा होती तो एम्बेसडर कार पहले आगे-पीछे होती। ड्राइवर कईयों की विदाई करके ले जा चुके होते तो उन्हें पहले से मालूम होता। वो कहने से पहले ही कर देते। ऑटोवाले भईया ने जब सवाल नहीं किया कि ऐसा करने क्यों कह रहे हैं तो इसका मतलब है कि उनके ऑटो से कोई लड़की अपने मायके से विदा हो चुकी होगी।

रांची में दीदी-जीजाजी ने अपने परिचित दम्पत्ति के यहाँ मुझे पीजी रखवाया। उन्होंने बहुत पहले से ही लोगों को कहा हुआ था कि कोई समझदार विद्यार्थी-लड़का-लड़की हो और रहकर पढ़ना चाहता हो तो उसको हम रख लेंगे। अलग से किराया-भाड़ा क्या, जो उसके माँ-बाप को बुझाएगा, दे देंगे। हमरा अपना कोई बाल-बच्चा है नहीं तो लगता रहता है कि घर में और कोई रहे।

संत ज़ेवियर्स कॉलेज कैंपस बहुत सुंदर लगा। प्रोफेसर बहुत ही शानदार लगे। अब की तरह इंटरमीडिएट की पढ़ाई सेंट जॉन्स स्कूलवाली बिल्डिंग में नहीं होती, मेन बिल्डिंग में ही होती तो कैंपस में घुसते ही प्राउड फील हुआ कि मेरा एडमिशन ऐसे कॉलेज में हो गया जहाँ से गुज़रते हुए स्कूल के दिनों में मैंने एक बार यूँ ही कहा था- मैं तो यहीं पढ़ूँगा। लोगों ने मेरा मज़ाक बनाया और बात आयी-गयी हो गयी। लेकिन उस मज़ाक बनाए जाने का सच मेरे हाथ में कॉलेज की आईडी आने के बाद सुकून बनकर आया। मैं धीरे-धीरे कॉलेज में रम गया। अंकल-आंटी से भी ठीक ही चलता रहा। वो किसी बात के लिए टोक-टाक नहीं करते। खाना हम तीनों साथ ही खाते। टीवी देखते, बातें करते। घर छूटने के बाद घर जैसा माहौल, एक अंजान शहर में इससे ज़्यादा किसी छात्र की और कितनी बेहतर ज़िंदगी हो सकती है?

शुरू के छ: महीने तो एकदम पंख की तरह उड़ गए। लेकिन संतान न होने को लेकर वो दोनों बेहद परेशान रहते। अपने स्तर पर कुछ न कुछ कोशिशें करते रहते और इसी कोशिश में एक दिन कॉलेज से जब लौटकर आया तो देखा घर बंद और दोनों ग़ायब। लगा रात तक आ जाएँगे। फिर लग सुबह आ जाएँगे...लगा कल आ जाएँगे, सप्ताह भर

बाद आ जाएँगे, किसी रिश्तेदार के यहाँ चले गए होंगे...और ये फिर सात महीने में बदल गया। मैं अकेलेपन, दुश्चिंता, घबराहट और बेचैनी से घिर गया। कहीं से कोई ख़बर नहीं। अंकल-आंटी का क्या हुआ, कुछ अता-पता नहीं। न अपने पास तब मोबाईल फोन होते और न लैंडलाइन बाहर छोड़कर गए कि कोई कॉल आए तो उन्हें बता सकूँ। आस-पड़ोस के लोगों को भी बताकर नहीं गए। समय-समय पर दीदी-जीजाजी आते, भैया आते...खूब सारी चीज़ें खाने-पीने की लेकर आते। जिस भैया को छुटपन के दिनों में देखकर ही डर लगता, वो ज़रूरत के अलावा चॉकलेट, मिठाई, नमकीन...ऐसी दुनियाभर की पचास चीज़ें लेकर आते जिसके लिए तब झगड़ा होता, डांट पड़ती।

पापा जो मेरे बाहर भेजे जाने के मनोरमा के फ़ैसले से बिल्कुल भी ख़ुश नहीं थे, उन्हें जब पता चला कि जिसके घर रहता हूँ, उनके घर के लोग अचानक से कहीं चले गए हैं तो एकदम से कहा- कोई फ़ायदा है ऐसा पढ़ाई से कि दिनभर टेंशन में रहे कि क्या खाएँगे, क्या पिएँगे...बुला लो उसको वापस। वापस बुला लेने की बात जब पता चली तो मेरे हाथ-पैर फूलने लगे। मैं किसी भी हालत में वापस घर जाना नहीं चाहता था। इस बात से मेरे भीतर ऐसा डर बैठ गया कि मैं किसी भी तरह की अपनी परेशानी मनोरमा, दीदी या जीजाजी से शेयर करने से बचने लगा। स्कूल के दिनों में मैं जैसे मनोरमा रसोई में दुबका रहता। अपनी तरफ से पूरी कोशिश रहती कि पापा की नज़र के सामने न पड़ूँ, अब रांची में दुबकने लगा। छुट्टियां हुई लेकिन मैं घर नहीं गया। पापा का चेहरा याद आता रहा। वो जब भी हड़काते, थोड़ी देर मनोरमा उन्हें देखती रहती और फिर एकदम से रसोई की तरफ भागकर हँसुआ लेकर आती- ये लीजिए. काट के दू टुकरी कर दीजिए। न रहेगा बाँस, न बाजेगा बसुरी। ई घर

में सबसे भारी यही बच्चा है। पापा खिसियाकर रह जाते कि एक दिन उन्होंने हँसुआ पकड़ ही लिया और कहा- आख़िरी बार तुमसे पूछ रहे हैं...बताओ तेल के शीशी का ढक्कन कौन खुला छोड़ दिया?

अब मेरे घर से वो हँसुआ एकदम से ग़ायब हो गया। भाभी लोग सबकुछ चाकू से काटती हैं। दिल्ली में ख़ासतौर पर मछली शॉप पर कभी-कभार वो हँसुआ दिख जाता है। जबकी मछली कट नहीं रही होती तो भी मैं उस हँसुए को एकटक देखता रह जाता हूँ।

एक-दो दिन तो पहाड़ से बीते। क्लासेज होतीं तो दिनभर का पता ही न चलता...यहाँ तो कुछ घंटे पढ़ने के बाद बेचैनी होने लगती। भूख अलग से लगती। बगल की बस स्टैंड के ढाबे और सस्ते रेस्तराँ में खाते-खाते मन पूरी तरह ऊब चुका था। समोसे, आलूचाप, कटलेट या फिर तंदूर रोटी और दाल फ्राई ये सब खाता और बिना मौसम का ख़याल किए थम्सअप पी लेता। समझ में तो आता ही कि ग़लत कर रहा हूँ लेकिन... कहाँ फंस गए यार! आंटी गयीं तो गयीं, किचन में ताला लगाकर चली गयीं। एक बार सोचा तक नहीं कि मेरा क्या होगा? कोई ऐसा होता है?

वो बेचैनी भरी दुपहरी थी. भूख, अकेलापन, उदासी, दुश्चिंता से घिरा मन। कुछ समझ आया नहीं तो मैंने जिस बैट से आंटी कपड़े पीटती, कई बार चोट करके मैंने वो ताला तोड़ दिया और बदहवास सा रसोई में घुस गया। दिमाग से सात महीने माइनस हो चुके थे और था कि हाथ में कुछ भी पड़ जाए, खाना है। जो भूख और जो बेचैनी उस दुपहरी महसूस हुई, उसके बाद जीवन में कोरोना के एक-दो दिनों को छोड़कर फिर कभी नहीं हुई। सबकुछ बहुत व्यवस्थित और करीने से रखे थे। इससे पहले मैं कभी रसोई के अंदर तक आया न था तो कुछ देखा भी

था। एक-एक करके डिब्बे खोलना शुरू किया और सबसे तेज गंध आ रही थी। दाल-चावल, गेहूँ, बेसन, आटा... सब सड़ चुके थे। सब पर काले रंग की परत जम चुकी थी। चावल को हटाकर देखा तो भीतर कीड़े रेंग तो रहे थे लेकिन सड़े नहीं थे। मैंने थोड़े से चावल निकालकर धूप में रख दिये। धीरे-धीरे सारे कीड़े रेंगते हुए बाहर निकल गए। चाय बनाने के बर्तन में कई बार चावल धोया और पानी डालकर गैस पर चढ़ा दिया। जीवन में पहली बार गैस की सिलेंडर के पासवाली नॉब घुमाकर ऑन कर रहा था और डर भी लगा।

खदकने की आवाज़ होने लगी तो उतार दिया। चावल के ऊपर के दाने छोड़कर बाक़ी हिस्सा लेई बन चुका था। लेई जिसे छुटपन के दिनों में काग़ज़ वगैरह चिपकाने के लिए मनोरमा आटे में पानी मिलाकर खौलाकर बनाती। डरते-डरते दो चम्मच खाया। खाने के बाद रुका कि कहीं कुछ गड़बड़ तो नहीं है...लेकिन उसके आगे खाया नहीं गया। पहली बार चावल बनाने की ख़ुशी सवाल में बदल गयी- मैं कभी चावल बना भी पाऊंगा?

अब गैस चूल्हा, तवा, कूकर-कड़ाही से लैस जीवन था। बस इतने भर से भीतर आत्मविश्वास आने लगा कि कोई बात नहीं, चावल न सही तो कुछ और कोशिश करते हैं. रोटी का ख़याल तो सपने में भी न आया लेकिन याद आया कि स्कूल जाते वक़्त कभी कुछ घर में ऐसा हो जाता कि मनोरमा कुछ बना नहीं पाती तो एकदम से माफ़ी माँगने के अंदाज़ में कहती- आज तो हम कुछ टिफ़िन में ले जाने के लिए बना नहीं पाए बच्चा, मीठा छिलका बना दें? छिलका माने आटे में चीनी और कूटकर ईलायची डालकर पानी में खूब अच्छे से मिलाना और फिर तवे पर

डोसे की तरह गोल फैला देना। पक जाने के बाद पलटकर थोड़ा सा घी डालना और दूसरी तरफ भी ऐसा ही करके पकाना।

मुझे और क्या चाहिए होता, एकदम से हाँ कर देता! दस मिनट में टिफ़िन मेरे हाथ में होता।

तो अगले दिन डरते-डरते फिर किचन गया। चीज़ों के सड़ने की गंध कम हो गयी थी। एक बार रसोई का ठीक से मुआयना किया और वापस आकर एक छोटी सी लिस्ट बनायी-

आटा- एक किलो
चीनी- 250 ग्राम
इलाईची- छोटा पैकेट
खीरा- 250 ग्राम
प्याज- 250 ग्राम
टमाटर- 250 ग्राम

थैला लेकर पहली बार सब्जी और राशन ले जा रहा था जिसे मनोरमा ने कभी लाने नहीं कहा था। ख़ुद तय किया था कि आज उसकी तरह मीठा छिलका बनाएँगे और बाक़ी कुछ नहीं तो सैलेड बनाकर खाते रहेंगे।

सामान लेकर लौटा और बिल्कुल याद करके वैसा ही करना शुरू किया। अबकी बार इसे थोड़ा मन से किया। चीला किनारे से तवा छोड़ने लगा तो मैंने पलटने की कोशिश की और वो एकदम से, आसानी से पलट गया। अब ऊपर की सतह पर गहरा भूरा रंग और बीच-बीच में आटे का रंग। एक बार और पलट देने पर एक तरह सबका रंग। पूरी तरह गोल न होने के बावजूद इस बात को लेकर बेहद ख़ुशी हुई कि मैं कुछ

बना सकता हूँ। मैंने ख़ुद अपने हाथों से कुछ बनाया है। बाहर ड्राइंगरूम में लाकर, धीरे-धीरे बहुत प्यार से खाने लगा। मन की उदासी थोड़ी कम हुई। अंकल-आंटी के बिना बताए इस तरह से किचन बंद करके जाने को लेकर क्षोभ थोड़ा घटा और मन ही मन तय किया कि कल भी कुछ बनाऊँगा। चाहे कुछ भी हो जाए, इस खाने-पीने का बहाना लेकर वापस घर नहीं लौटना है।

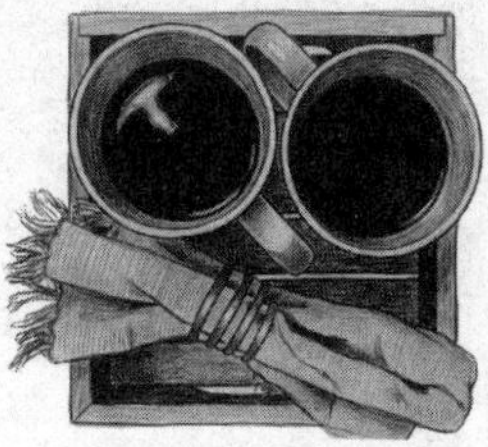

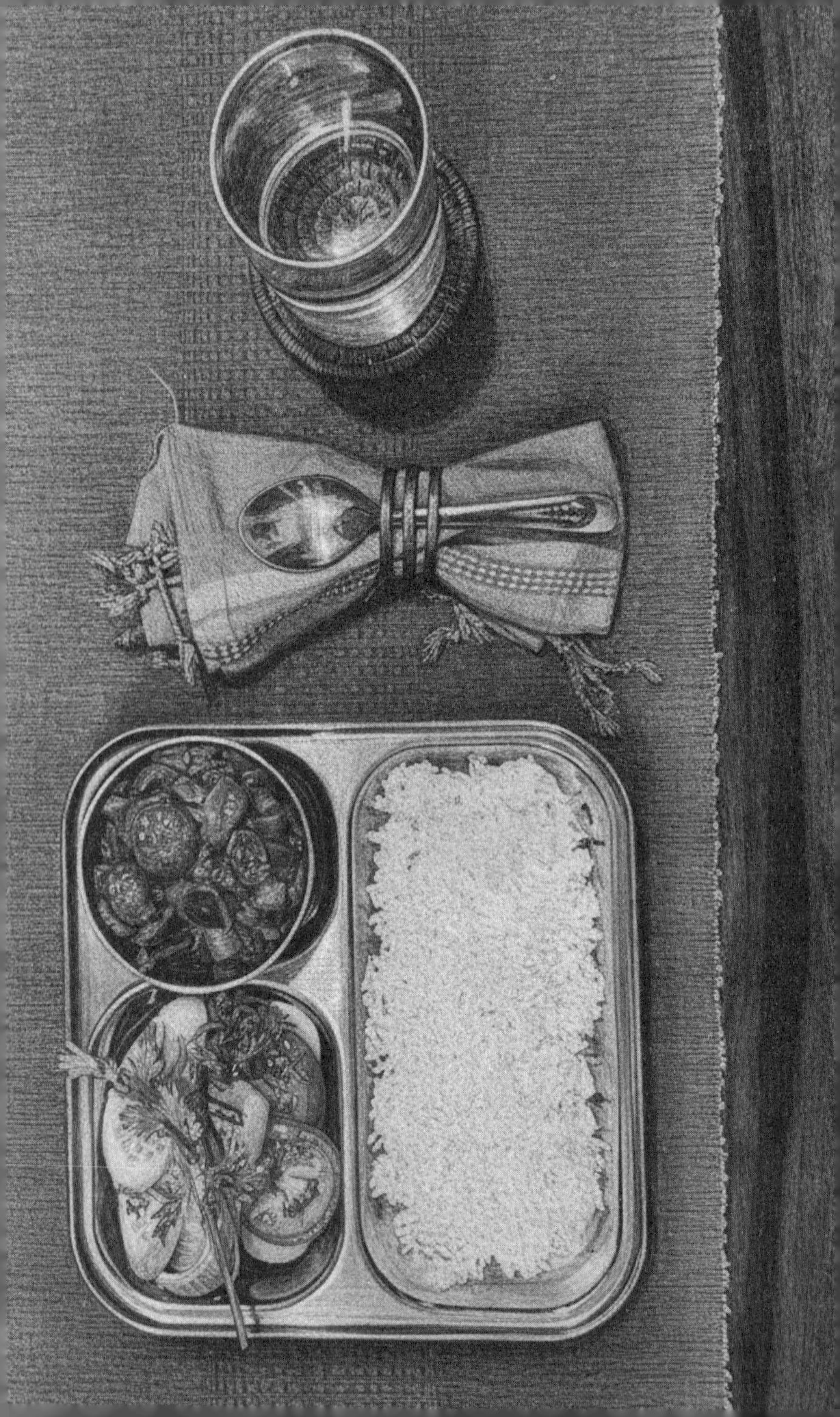

4

भूख अपनी, चूल्हा अपना, स्वाद अपना

अरे विनीत! तुम यहाँ टहल रहे हो, उधर तुम्हारे अंकल-आंटी लौट आए हैं। जाओ-जाओ।

सुबह आँख खुलते ही मेरी आदत कमरे से एकदम बाहर निकल जाने की रही है। अब निकलकर बालकनी में आ जाता हूँ और थोड़ी देर तक यूँ ही बाहर देश-दुनिया की हलचलें निहारता रहता हूँ। बालकनी में कौन से फूल खिले हैं, किन टहनियों में नए पत्ते आए हैं। कोई पड़ोसी गाड़ी साफ़ करते नज़र आते हैं, कोई पड़ोसन बच्चे को जुराबें पहनाती नज़र आती हैं, कोई पुरुष निक्कर में ही बच्चे की स्कूल बैग लिए हाँफता-भागता नज़र आता है... जब एक नज़र ये सब देख लेता हूँ तो अपना दिन शुरू होता है।

अंकल-आंटी का वो घर ग्राउण्ड फ्लोर पर था और चारों तरफ़ बड़ा सा बागान, तो मैं वहीं निकल जाता। पड़ोस का बिट्टू जो हमउम्र रहा, धीरे-धीरे उससे दोस्ती हो गई थी। वो इस बात को समझने लगा था कि मैं

इस तरह अंकल-आंटी के चले जाने से बहुत परेशान हो गया हूँ। कभी खाना बनाया नहीं तो जैसे-तैसे खाना-पीना होता है। ज़िद करके कभी अपने घर ले जाता तो कभी घर से कुछ लेकर मेरे लिए आ जाता। मुझे देखते ही एकदम से उत्साह में बताया कि सुबह-सुबह तुम्हारा घर खुला देखा और लाइटें चली हुई तो अंदर चला गया। जाकर देखा तो अंकल बैग से सामान निकाल रहे थे और आंटी किचन में थी। मुझे देखते ही बोली- घर बंद करके कहाँ चला गया लड़का, दिखे तो बताना कि हमलोग आ गए हैं।

घर पहुँचने पर आंटी मुझे देखते ही ब्लास्ट कर गई- तुम किचन का ताला तोड़ दिए, पूरा सामान इधर-उधर कर दिए। घर खोले तो सबसे पहले रसोई का ताला खोलने बढ़े कि देखे ये तो पहले से खुला है। तुमको अपने से खाना बनाना सीखना था तो पूरा घर खुला था, ले आते पाँच किलो का गैस सिलिंडर और बनाते अपने कमरे में... इसका ताला तोड़ने का क्या ज़रूरत था?

आपलोग इतने दिन तक आए नहीं आंटी तो मुझे बहुत घबराहट होने लगी। मैं बाहर का खा-खाकर एकदम से ऊब गया था, मेरी लगातार तबियत ख़राब हो जाया करती। फिर लगा कि अंदर का सामान ख़राब हो रहा होगा तो...

तुमको हमलोग का इतना चिंता-फिकर करने का कोई जरूरत नहीं है। पूरा रसोई तहस-नहस कर दिया।

आंटी लगातार बोले जा रही थीं कि इस बीच अंकल रसोई गए। एक नज़र घुमाई और वापस आकर कहा- मेरा लड़का होता तो शायद वो भी ताला तोड़कर देखता कि अंदर क्या ख़राब हो रहा है? अब जाने दो, जो हुआ सो हुआ। नाश्ते का कुछ हम देखें?

आपको नाश्ते का कुछ नहीं देखना है। लेक्चर झाड़ने से फुर्सत मिल जाए तो लिस्ट बनाइए कि घर में क्या-क्या लाना है? अभी जो रास्ता का बचा हुआ है, वही सबसे काम चलाते हैं।

मैं अपने कमरे में चला गया। रसोई से चीज़ें ठीक करने की आवाज़ें आने लगीं तो वापस गया- आंटी, थोड़ी-बहुत मैं मदद कर दूँ, आप थककर आई होंगी?

पहले से तुम कम एहसान कर दिए हो जो अब और करोगे? सारा डिब्बा सब खाली कर दिया। कितना-कितना कुछ सबमें भरा हुआ था। सब उलटकर रख दिया है।

आंटी! चीज़ें सड़ रही थीं, मैंने अपनी तरफ़ से पूरी कोशिश की लेकिन वो खाने लायक नहीं थीं तो सब फेंककर, डब्बे धो दिए। नहीं करता तो भी आपको ये सब आने पर करना पड़ता।

वो कुछ बोलीं नहीं। मैं खड़ा रहा कि फिर एकदम से पूछा-तुम ये बताओ, तुम्हारी मम्मी ऐसे रसोई बंद करके जाती तो भी तुम ऐसे ही ताला तोड़कर सारा सामान फेंक देते?

मेरी माँ इतने दिनों के लिए, मुझे बिना बताए छोड़कर जाती ही नहीं। वो एक-दो घंटे के लिए भी तारा चाची के यहाँ जाती तो मुझे बताकर जाती। जाने पर जल्दी लौटती कि बुतरु को छोड़कर आए हैं, हहर जाएगा वो तो ये जानकर ही टेंशन में है कि आपलोग कहाँ चले गए, कब आएँगे? मैं पीसीओ से आता हूँ बताकर कि आपलोग लौट आए हैं। वो चुप रहीं। मुझे सबसे ज़रूरी काम घर में बताना लगा कि अंकल-आंटी आ गए हैं। मैं बाहर निकल गया। मुझे आंटी को लेकर इतना तो महसूस हुआ कि उन्हें इस तरह से ताला तोड़ा जाना बुरा लगा है। मनोरमा भी

अपनी रसोई में, बिना उसकी मर्जी के कुछ छू देने पर एकदम से बोल पड़ती- तुमको जो घटता है, माँग लो, हम दे देंगे। ऐसे चील-गिद्ध की तरह अपने से झपट्टा मत मारो। वो मेरे मामा लोग की वैसे तो जमकर तारीफ़ें किया करतीं लेकिन एक मामा को इस मौक़े पर एकदम तल्ख़ी से शिकायत करती- एतना पढ़-लिख गया है, किचन में कौन क्या कर रहा है, नहीं कर रहा है, इससे उसको कोई मतलब नहीं रहता है। आता है और एक-एक करके डिब्बा खोलके खाने लग जाता है। आदमी को थोड़ा तो शऊर होना चाहिए।

इन्स्टा और फ़ेसबुक पर ऐसे दर्जनों वीडियो-रील मिल जाएँगे जो वायरल हैं और जिसकी पहली पंक्ति में दूकानदार कहता है- हाथ मत लगाना, छूना नहीं। जो चाहिए-बोलो। अलग-अलग ढंग से ऐसा न करने के वो तर्क देते हैं। आज जब मैं आंटी की इस नाराज़गी को याद करता हूँ तो लगता है मुझे उस रसोई के बारे में कुछ सोचना ही नहीं चाहिए था... मुझे खाना बनाना सीखना था तो सही में अपने कमरे में ही ऐसा करना चाहिए था... बाद में वैसा ही किया भी।

फ़ोन करके लौटने के बाद मैं बाहर ड्राइंग रूम में अंकल के पास बैठा रहा। थोड़ी-बहुत इधर-उधर की बातें करने के बाद उन्होंने कहा- जाओ अपने कमरे में... खाने के समय हमलोग मिलते हैं। मैं चला गया।

दोपहर का खाना बना। आंटी ने पूरे मन से दाल-भात दो तरह की सब्ज़ी, एक भुजिया, साग बनाया। साथ में तला हुआ लिज्जत पापड़ और आम का अचार। ज़ोर से आवाज़ लगाई- बन गया है खाना।

ड्राइंग रूम में खाने की तीन थाली। चावल के ऊपर चम्मच से थोड़ी दाल डाली और एक फाँक आलू की भुजिया रखने के बाद मुँह में लिया कि

एकदम से रूलाई छूट गई। दिमाग़ में बहुत सारी बातें एक साथ धक्का देने लगीं जिसमें सबसे ज़्यादा ये कि दोपहर के समय घर में शायद ही कोई ऐसा दिन होता कि एक-दो बाहर से आए लोग न खाते हों। मनोरमा कितना प्यार से खिलाती। एक बार जाने कहाँ से पसीने से लथपथ, एक बुज़ुर्ग आ गए और मनोरमा से बार-बार कहने लगे कि सिलबट्टा कुटवा लो मलकिनी। मनोरमा ने पहली बार में जो एकदम से मना किया, उसके बाद कुछ ही दिन पहले कुटा सिलबट्टा आगे कर दिया। बुज़ुर्ग ने जिस अंदाज़ में सिलबट्टे पर नज़रें गड़ायीं, मुझे रेणु की कहानी का सिरचन याद आ गए। छेनी टिकाते हुए बस एक बार कहा- इसका पैसा नहीं, हमको कुछ खाय-पिए का ही दे देना।

उस दिन घर में कुंदरू की सब्जी बनी थी। ये मेरी पसंद की सब्ज़ी हुआ करती। ऐसी कोई हरी सब्जी बनती तो छोटे भैया आलू की तरफ़ भागते। पापा को सब्जी के बजाए कुछ मीठा चाहिए होता। बड़े भैया रसदार सब्जी पर टिके रहते। इस तरह मनोरमा को कई तरह की सब्जी और चीज़ें बनानी पड़तीं और कुछ मीठे का इंतज़ाम करना पड़ता। बाक़ी हरी सब्जियाँ दीदी और हमलोग खाते कम, सधाते ज़्यादा ही। सिलबट्टा कूटने के बाद कुंदरु की सब्जी के साथ मनोरमा ने रोटी परोसी। बुज़ुर्ग खाने लगा। खाते हुए वो शून्य में निर्विकार भाव से ताकते। बाल-बच्चा सब ठीक है न मलकिनी?

हाँ बाबा... सब ठीक है।

सब ख़ूब बढ़े-विरधे...तरक्की करे...

आँख से जो आँसू झलका तो खाने की थाली पर गिरा। जो काम जैसे होना चाहिए, हो जाता तो मनोरमा एक मुहावरा दोहराती- घी कहाँ

गिरे तो खिचड़ी में। मैं थाली लेकर अपने कमरे में चला गया। जैसे-तैसे खाकर ख़त्म किया। खाना छोड़ना नहीं है, फेंकना नहीं है...ये अन्नपूर्णा देवी का अपमान है...इसी रोटी-भात के लिए लाखों लोग तरसता है... ये सारी बातें मनोरमा ने भीतर इतनी ठोंक-पीटकर बिठा दी थीं कि नैतिक आग्रह से कहीं ज़्यादा, ऑटोव्यून-सा हो गया था कि थाली में आई एक-एक चीज़, एक-एक दाना ख़त्म कर देना है।

खाने के बाद की वो दुपहरी एकदम बेचैन करनेवाली रही। दोहराया कि क्या-क्या, जैसे-तैसे ही सही, बना सकता हूँ। पहली चीज़ तो चीला, दूसरी लेई ही सही चावल, तीसरी दाल? कह नहीं सकता...हाँ सैलेड काटना तो अच्छे से आता ही है। लेकिन बनाना कैसे है? चूल्हा... ये सब?

शाम को हिम्मत जुटाकर कहा- आंटी! आप अब मेरे खाने का रहने दीजिए। मुझे कुछ-कुछ बनाना आ गया है, मैं और कोशिश करूँगा। बीच-बीच में कुछ समझ नहीं आएगा तो आप मदद कर दीजिएगा।

मतलब अब तुम तीन लोग में ही अलग से चूल्हा करेगा? बाप रे, क्या सब सिखा-पढ़ाकर भेजी है मम्मी तुमको! दाल-चावल तो बनाना सिखाई नहीं लेकिन चूल्हा अलग करना सिखा दी। सब किया-कराया पर पानी फेर दिया। हमको तो लगा कि पढ़ने-लिखनेवाला बच्चा है, घर का बच्चा जैसा रहेगा लेकिन इसका तो कहानी ही अलग है...

आपको बुरा लगा होगा लेकिन हम सच में चाहते हैं कि ख़ुद से बनाना-खाना सीखें। मुझे तो अब हमेशा घर से दूर रहकर ही पढ़ना है। अभी इंटर में हैं, क्या पता ग्रेजुएशन कहीं और से करना हो... सीख लेने से ठीक रहेगा।

तुम सब अपने से डिसाइड कर लिया है, इतना तो हमको समझ में आ रहा है लेकिन हम इतना बड़ा फैसला अकेले नहीं लेने देंगे। पूरा कॉलोनी के लोग को पता चलेगा तो बहुत बेइज़्ज़ती होगी हमारी कि हम किराया पर बच्चा रखते हैं और वो ख़ुद खाना बनाता है। इनको आने दो तब फ़ाइनली बतावेंगे।

मेरे इस फ़ैसले में मनोरमा की दूर-दूर तक कोई भूमिका नहीं थी बल्कि मैंने फ़ोन पर यही कहा था कि अब आंटी लौट आई हैं तो कोई चिंता की बात नहीं है। उसने भी तब जोड़ा था- बाल-बच्चा के लौ में इंसान जाने कौन बाबा-पीर-फ़क़ीर भटकता है बच्चा... कह दिया होगा उनको कोई कि जाने से पहले किसी को मत बताना, जस चला जाएगा। जाने दो, अब आ गई है न! लेकिन जिस मनोरमा ने अपनी दीजी के साथ चूल्हा-चौका एक बने रहने की आख़िर-आख़िर तक कोशिशें की, उसके लिए ये सब...

शाम को अंकल आए। मुझसे बस इतना कहा- तुम घर से लिखने-पढ़ने आए हो। ये कहाँ खाना-वाना बनाने के चक्कर में पड़ोगे! आंटी कुछ बोल दी तो मम्मी भी बोलती ही होगी। खाओ-पियो, पढ़ो-लिखो।

पढ़ेंगे अंकल... मुझे सच में बहुत पढ़ना है लेकिन आज नहीं तो कल, बिना खाना बनाना आए मेरे साथ दिक़्क़त तो बनी ही रहेगी।

आगे उन्होंने दबाव नहीं बनाया। बस इतना कहा- बेस्ट ऑफ़ लक।

रात में एक छोटी सी लिस्ट बनाई- हीटर, दो छोटे भगोने, एक पलटा, एक कड़ाही... कूकर? कूकर लिखकर काट दिया। ये अपनी बजट की चीज़ नहीं है। इसके लिए दीदी से बात करनी होगी।

अगले दिन कमरे के एक कोने ने रसोई का रूप ले लिया- इंटरमीडिएट, द्वितीय वर्ष के सेंट ज़ेवियर्स कॉलेज के एक छात्र की रसोई। इसके लिए बाक़ी चीज़ों की पहले से तय जगह बदलनी पड़ी। चीज़ें जमाते हुए ऊपर नज़रें उठाई तो मुस्कराती खड़ी आंटी- हम भी देखें कि ई नौसिखुआ कैसे अपना गृहस्थी बसा रहा है?

अरे लड़का! चकला-बेलन तो लिया ही नहीं? तुमको तो चावल से ज़्यादा रोटी पसंद है तो खाएगा कैसे? आंटी का हाथ का रोटी तो तुमको पसंद ही नहीं आया।

अभी रोटी बनानी नहीं आती आंटी, सीखने पर ख़रीद लूँगा।

हमहीं सिखा देंगे। खरीद लो। बिना चकला-बेलन के क्या रसोई, सादा लग रहा है एकदम।

छुन-छुन का आवाज़ हुआ तो हम आ गए देखने कि क्या बना रहा है तुम?

बैठिए न आंटी?

नहीं-नहीं, बैठेंगे तो नहीं... बस ये देख रहे हैं कि कड़ाही में क्या चढ़ाए हो?

करेले की भुजिया आंटी, मुझे बहुत पसंद है तो आज सोचे कि कोशिश करते हैं।

तो खाएगा किस चीज़ के साथ? रोटी तो तुमको बनाना आता नहीं, चकला-बेलन भी नहीं लिए?

आज तो चीला के साथ। आगे देखते हैं। कल दाल ट्राय करेंगे...तो हो जाएगा दाल-भात, करेले की भुजिया।

ढक्कन उघारकर दिखाओ तो क्या-क्या डाला है?

ऐसे ही बता देता हूँ- सरसों तेल डाले, गर्म हो गया तो जीरा डाले, थोड़ी सी मेथी...

दिखाने में क्या जाता है तुमको?

बनने पर मैं आपको टेस्ट कराता हूँ। जाता कुछ नहीं है, बस इसमें दिखाने जैसा क्या है तो...

तुमको अपना कड़ाही दिखाने में लाज लग रहा है, चलो बनाओ, हम भी लगते हैं रात के खाना में। दुपहर का ऐसे तो आलू-परवल का सब्जी है ही। दो लंबा बैंगन काट लेंगे, हो जाएगा।

ख़ुद खाना बनाने के मेरे फ़ैसले पर आंटी को जितनी नाराज़गी हुई, एक बार जब बनाना शुरू किया तो उनके भीतर होम साइंस की मास्टरनी ने जन्म ले लिया। जब मन होता, कमरे में आ जातीं। कई बार बाहर से ही आवाज़ लगातीं- आज खाने में क्या बन रहा है विनीत लाल?

मैं भी सीधे-सीधे जवाब देने के बजाए कहता- आकर देख लीजिए आंटी। जो बना रहे हैं, आपके जैसा तो नहीं बन पाया लेकिन खाने में ठीक ही लग रहा है।

मन होता तो कई बार देखने आ जातीं। वो खाना उनके हिसाब से आधा-अधूरा सा होता। भात और कड़ाही में टमाटर गलाकर, छिलके उतारने के बाद प्याज, सरसों तेल और नमक मिलाई हुई चटनी। देखकर सीधे

रसोई जातीं और एक कटोरी में दाल और सूरन की सब्ज़ी ले आतीं। मिलाकर खा लो, इसके साथ अच्छा लगेगा। अधूरा सा मेरा खाना पूरा तो हो जाता लेकिन मेरे भीतर का उत्साह भी कम हो जाता कि मतलब मुझे कुछ-कुछ बनाना आ तो रहा है लेकिन पूरा-पूरा नहीं। दूसरा कि मैं जब खाने के पैसे दे नहीं रहा तो ये आए दिन इस तरह कुछ न कुछ ले लेना, ठीक तो नहीं? न बोलने की हिम्मत नहीं होती। हर तरह का साग मुझे बेहद पसंद है लेकिन बनाने में काफी समय चला जाता तो मैं तब बना नहीं पाता। आंटी जब भी बनाती तो मुझे ज़रूर देतीं। एक-दो बार अंकल से बोलते हुए सुना- जिद्दी लड़का है, अपने खाना बनाने लगा लेकिन एकसहन घर जैसा थोड़े बना पाता है। लाल साग एक पाव ज़्यादा ले लीजिएगा।

घर गया तो मनोरमा को बताने लगा कि आंटी कुछ न कुछ दे देती हैं, मुझे क्या करना चाहिए?

तुमको सारा किताब-कोपी एक जगह रखकर उस पर सिर पटक लेना चाहिए। ऐंठा हुआ बुतुरु। कोई लेडिस अपना समझे शौख से खाने-पीने का कुछ-कुछ दे देती है तो फारसी बतियाने लगता है। छोटा-छोटा बात पर इतना सोचता है। कौन औरत सामने एक बुतरु के रहते, बिना उसको पूछे खा लेगी?

...तो बिना बताए चली क्यों गईं?

तुमको दरखास देकर जाती? उनका मन में क्या चल रहा होगा, लड़का-बच्चा होने को लेकर नाते-रिश्तेदारी में क्या सब सुनना पड़ रहा होगा, सब बता देगी तुमको? जो पढ़ाई करने गया, ऊ पढ़े तो नहीं, लगा सीआईडी बनने। तुमको उनका कुछ-कुछ देना एतना बुरा लगता है

तो एक काम करना- तुम भी कुछ बनाना तो टेस्ट करने कहना। करे, न करे...उनका मन। हम पछपात वाला बात नहीं करेंगे लेकिन ऊ जब मिली थी शादी में तो तुम्हारे बारे में बोलते-बोलते आँख डबडबा गया था...ऊ पैसा के लिए तुमको अपना पास नहीं रखी है।

आंटी से अलग खाना बनाने के बाद से मनोरमा बहुत सारा ठेकुआ, गुड का शक्करपारा, निमकी, अचार, घी, नारियल का लड्डू, चूड़ा-बादाम ये सब देने के साथ-साथ सत्तू, चना, कच्चा बासमती चूड़ा, गुड़, सूखा नारियल, किशमिश और ऐसी दस चीज़ें देने लग गयी जिन्हें अलग-अलग तरह से इस्तेमाल किया जा सकता था। घर से आते वक़्त दरवाज़े तक आती। ऑटो में सारा सामान रख लेने के बाद पैर छूने नीचे झुकता तो भींचते हुए कहती- पढ़ने-लिखने गया है तो वही सब करना मेरा बच्चा, ज़्यादा चूल्हा-चाकी में मत सिर खपाने लग जाना। पेट काटके कोई काम मत कर लेना, नहीं मन करे तो बाहर का भी कभी-कभी खा लिया करना, दुनियाभर का बच्चा खाता है...अभी से ही बाहर का खाना बार देगा तो लीवर तुनुक हो जाएगा, इधर-उधर होने पर थोड़ा सा भी नहीं पचेगा।

लेई जैसा भात और अगले दिन मीठा चीला से, ख़ुद से खाना बनाने का जो सिलसिला शुरू हुआ, उसमें दाल, लिट्टी-चोखा, अलग-अलग हरी सब्ज़ियों की भुजिया, उपमा... जुड़ते चले गए। इधर आंटी का विशेष मौक़े पर और मेरी पसंदीदा चीज़ें बनाने पर ऑफ़र करने का सिलसिला जारी रहा। पहले जो अंकल से पढ़ाई-लिखाई, कॉलेज, दोस्त...को लेकर बातें हुआ करतीं और आंटी से घर में सब ठीक है, मम्मी ठीक है पर जाकर ख़त्म हो जाया करतीं...वो क्रम बदल गया। तुमको परवल

कैसे दिया से लेकर तुम्हारे पास लहसुन है... अच्छा तुम कच्चू (अरबी) का सब्ज़ी ऐसे बनाता है, कभी ऐसे बनाकर देखना... अंतहीन बातें होने लगीं। इसी क्रम में बताया कि रेलवे स्टेशन पर एकदम तुरंत-तुरंत की सब्ज़ी मिलती है। हम दूर के कारण नहीं जा पाते हैं, तुमको मन करे तो जाना...एक बार जो उन्होंने रास्ता दिखाया, राँची रेलवे स्टेशन जाना हमारे लिए फन टाइम का हिस्सा हो गया। लोकल बाज़ार से अलग वहाँ देहात से आई सब्जियाँ होतीं। ज़्यादातर बार बिना नाप-तौल के सीधे पाँच रूपये में सब...बीस रूपये में सारा टमाटर, बैंगन।

हम स्टेशन गए थे आंटी तो नेनुआ ज़्यादा ले लिए, आप ले लीजिए न थोड़ा।

अरे नहीं, तुम रखो... थोड़ी देर बाद- अच्छा दे दो।

इंटरमीडिएट के दूसरे साल की क्लासेज ख़त्म हो गई। सेंटअप टेस्ट भी। अब बस एडमिट कार्ड आने का इंतज़ार और फिर परीक्षा शुरू। माँ ने कई बार दोहराया- अब तुमको सिर्फ़ परीक्षा देना है न तो आ जाओ घर। यहाँ टैम-टैम से खाना और अपना पढ़ना। यहाँ तुमको कौन कुछ बोलने-टोकनेवाला है। घर में कोई रहता है पहले जैसा? मेरे भीतर अब यह डर ख़त्म हो गया था कि एक बार घर लौटने पर पापा फिर ग्रेजुएशन के लिए आने नहीं देंगे। मुझे भी यही ठीक लगा और तय किया कि आंटी के यहाँ से फाइनली घर ही चले जाना है। ग्रेजुएशन में एडमिशन लेने में पाँच-छ: महीने हैं तो सामान रखकर जाने का भी कोई लॉजिक नहीं है।

सारा सामान पैक किया। अंकल उस दिन घर पर ही रह गए। अपने एक सहायक को मेरी मदद के लिए बुला लिया था। सारा सामान रिक्शा पर

आ जाने के बाद मैंने पहली बार आंटी के पैर छुए तो उन्होंने उठा लिया- यहीं से रहकर परीक्षा देना। तुम्हारा कमरा तो है ही। बाकी तुमको खाना बनाना आ ही गया है। जिस दिन परीक्षा रहेगा, हम बना देंगे, जिस दिन गैप रहेगा, तुम बना लेना...हमको भी आराम मिल जाएगा। मम्मी से कहना- आंटी भी हमको दो-चार चीज बनाना सिखा दी है, हम मिली थी तो बोल दिए थे कि आपके लड़का को तो भात बनाना भी नहीं आता है, पता नहीं...मेरे बारे में क्या सोचती होगी!

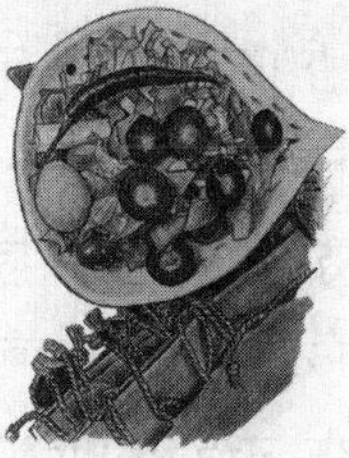

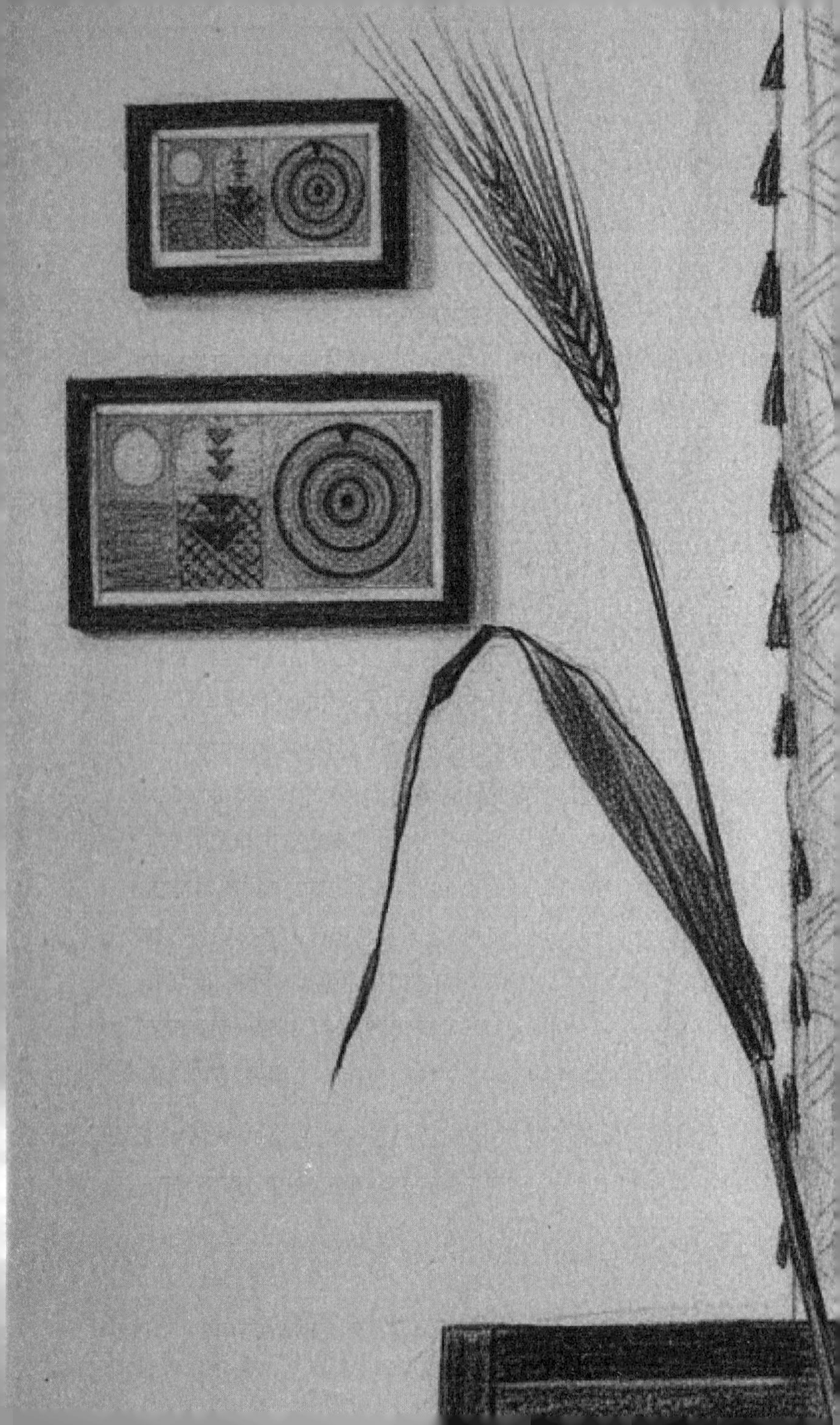

5

देखने का टीवी तो ताकता रहता है कड़ाही

मेरे साथ तुम यहाँ गर्मी में काहे सड़ रहा है बच्चा, जाओ...जाके आराम से पंखा के नीचे कुर्सी पर बैठो और टीवी पर सर-सिनेमा देखो। फिर रिजल्ट आ जाएगा, तब अपने से हाथ जराकर खाना ही पड़ेगा, जब तक यहाँ घर में है, थोड़ा फ्री माइंड से रहो।

नहीं-नहीं, मुझे बिल्कुल गर्मी नहीं लग रही है। तुम बनाओ न खाना। हम यहाँ एकदम आराम से बैठे हैं।

आराम से तो नहीं ही बैठा है। हमको जब सूती साड़ी में एतना गर्मी लग रहा है तो तुमको कॉलरवाला टीसट्ट में नहीं लग रहा होगा।

अच्छा, तो तुम पहले आलू थोड़ा सा भुन जाने देती है, उसके बाद टमाटर डालती है। कई लोग एकदम से शुरू में ही डाल देते हैं।

डालने का तो शुरू में भी डाल सकते हैं लेकिन इससे आलू लसलसा हो जाता है। बाद में तो पानी डालना ही है, सोचके बहुत लोग ऐसा कर

देता है लेकिन सब्जी का स्वाद ऐसा नहीं होता है। चार चलावन चला देने से आलू का पानी थोड़ा सूख जाता है, इसके बाद टमाटर डालने से फिर एक तो लसलसा नहीं होगा और दूसरा कि टमाटर का रंग खिलके आवेगा। खाना का तो वही है न- जो न देखे के, ऊ चखे के क्या?

मतलब?

मतलब ये कि जो चीज़ देखने में ही सुंदर नहीं लगे, उसको खाने का हुलस नहीं बन पाता है इसलिए बाजार में देखता नहीं है, कोई सामान में भले ही मैदा, मसाला, तेल और चीनी झोंके रखता है लेकिन सजाकर ऐसे रखता है कि नजर पड़ते ही लगेगा कि कैसे खा लें? खानेवाला रंग दे-देकर दक-दक किए रहता है।

तो ये जो सूरत और सीरत वाली बात कहते हैं, ठीक वैसे ही कुछ।

हमको ख़ूब समझ आता है रे लड़का कि तुम इस बात को अब कहाँ लेके जाएगा? हम देखे-सुनेवाला बात इंसान सबके बारे में नहीं बोल रहे हैं। हो सकता है कोई आदमी देखने में एकदम सिंदूरिया आम हो औ चाल-चलन का एकदम खत्तम। जरूरी नहीं कि जो देखने में शरीफ लगे, ऊ बात-व्यवहार से भी अच्छा हो। आदमी लोग के भीतर कोई घुसा हुआ नहीं रहता है। हम यहाँ सिरिफ खाने-पीने का चीज के बारे में कह रहे हैं।

अच्छा-अच्छा, समझ गया।

खाने-पीने का चीज के बारे में देखने में, कहे का मतलब हुआ कि एक बार तुमको समझ आ गया कि कौन सा चीज कच्चा में किस रंग का होता है और पक जाने पर कैसा हो जाता है, किस चीज को किसके साथ मिलाने पर कैसा रंग होता है और कम-ज़्यादा होने पर कैसा तो समझो तुम्हारा आधा काम हो गया। इसी देखने से तुमको समझ में आ जाएगा

कि कौन चीज पक गया है, कौन कच्चा है। तुम सब चिरई-चुरगुन का चल जाता है कि कुछ बना रहा है तो बीच-बीच में कलछुल से निकालके टेस्ट कर लिया लेकिन हम खाना बनाते हैं तो घर का मर्दाना सब खाता है, रोज एक-दू बड़ा-बुज़ुर्ग आ ही जाते हैं घूमते-टहलते तो हम ऐसे टेस्ट करके बनाने लगें तो सब जुठकठार नहीं हो जाएगा! स्कूल के टैम का याद है न तुमको कि कैसे हम कहते थे तुमलोग को कि जरा टेस्ट करके नमक बताओ कि ठीक है?

देखने का, रंग का समझ हो जाएगा तो पहले कच्चा है, पक गया है का समझ हो जाएगा, उसके बाद चीनी-नमक-हल्दी-मसाला, मद्धिम आँच में बना है, तेज़ आँच में झुलिया के पानी और फिर से हल्दी देके खदका दिया है, सब पता चल जाएगा। एक बार जिसको खाना देखना आ गया न, उसको बिना चखे और बिना बनाने का विधि जाने समझ आ जाएगा कि कौन चीज कैसे बना है और क्या- क्या इसमें मिलाया गया है।

देखो, कितनी ज़रूरी बात बताई तुमने...अब बताओ कि ये सारी बातें किताबों में मिलेंगी? मैं इसलिए पंखे की हवा छोड़कर यहाँ बैठा हूँ कि तुम्हारी तरह कुछ बुद्धि खुले।

तुम अपना बुद्धि खोलने नहीं बैठा है, हमको पानी मारने बैठा है। दुनियाभर के विषय पर किताब छपता है औ खाना-पीना बनाने पर ही नहीं छपता है, हमको सिखाता है! सहेली और वनिता का आता है खाना विशेषांक तो छप्पर पर से टपकता होगा लिखनेवाला सब।

अरे यार, जब घर में मास्टरनी बैठी है तो फिर अब हम खाने-पीने पर भी किताब पढ़कर ही जानें। बात मत काटो। चलो, आगे बताओ वो टमाटर-आलूवाली बात।

बस-ट्रेन के पास का होटल का खाना देखना कभी तुम। ऊपर तेल ऐसे छलछलाता रहेगा कि लगेगा कि पूरा सब्जी तेल में एकदम फ्राई करके ही बना है। ज़्यादातर खानेवाला के दिमाग में ये बात बैठा रहता है कि तेल में फ्राय किया है इसका मतलब है कि सब्जी बनाने में लागत लगा है, पैसा लिया है तो चीज भी दिया है।

हाँ-हाँ। ऐसा लगता तो है बल्कि एकाध बार चने की घुघनी भी खाया बाहर तो लगा ऊपर तेल ही तेल है और रंग भी ऐसा कि जैसे हल्दी-लाल मिर्च की होली खेली गई हो।

हाँ। वो भी रहता है। हम कभी खाए तो नहीं ये सब बाहर का लेकिन पहुना सब आते हैं तो लैनहोटल का खिस्सा सब सुनाते रहते हैं कि भौजी! झुमरी तिलैया से लौटते हुए रास्ता में खाने लगे पूड़ी-घुघनी, बाप रे... तेल और मसाला। माधुरी को भी बताए हम। वो तो अलग ही शुरू हो गई- कह रहे थे कि दे देते हैं टिफ़िन में सत्तू का लिट्टी बनाकर, बाहर का क्या खाइएगा लेकिन हमको झंझट लगा...तो

कुछ मर्दाना सब होता है लबड़जीभ्भा। उसको घर में औरत सब कितना भी अच्छा से सब बनाकर देगी, बाहर का ही खाना पसंद आता है। अपना घर में रहता है तब तो मौका मिलता नहीं। टोला-मोहल्ला का लोग देख लेगा तो हो जाएगा खुसुर-पुसर कि लगता है हसबैंड-वाइफ़ में खट-पट चल रहा है तो बस लैनहोटल का इंतजारी रहता है।

चलो, चलो...फूफा लोग का शिकवा-शिकायत बाद में कर लेना। अभी जो सुई आलू भुनने देने और टमाटर पर अटकी हुई है, उससे आगे बढ़ो।

बच्चा! सुई तुम्हारा अटका होगा क्योंकि तुमको करना है टाइमपास। पौने एक बज रहा है, आ रहा होगा कोई न कोई दूकान से टिपिन लेने तो

मेरा सब्जी बनके तैयार है। खाना बनाने के समय हम तुमसे बैठके लगेंगे गलबात करने तो मेरा काम समटाएगा?

तो अब?

अब देखने का शौख है तो बना रहे हैं भिंडी का भुजिया, बैठके देखो। आलू-टमाटर का जब फिर बनाएँगे तो बुला लेंगे।

अच्छा।

तुम्हारे सामने तो भिंडी का ऐसे गोल-गोल छोटा-छोटा फाँक कटा हुआ है लेकिन इसको काटने से पहले ख़ूब अच्छे से पोंछकर सुखाना होता है। इसके अंदर से जो रस निकलता है वो थोड़ा लर-लर होता है। उससे भिंडी भुजिया एकदम सूखा और खर नहीं बनेगा। सुखाने के चक्कर में ज़्यादा देर चूल्हा पर रखेगा तो भिंडी का रंग काला हो जाएगा। अब कचूर हरा भिंडी ख़ूब अच्छे से पक ही गया लेकिन काला हो गया तो कौन काम का?

मतलब कि भुजिया बन जाने के बाद भी भिंडी हरी दिखनी चाहिए।

हाँ बच्चा। तुम सब समझ रहा है, हमको पूछ-पूछके उल्लू बना रहा है।

अरे नहीं यार। मैं तो बस ये सोच रहा हूँ कि एक-एक भिंडी को पोंछना... ये तो बहुत मेहनत का काम है।

...तो मर्दाना इन्द्र भगवान का जीभ लेके पैदा हुए हैं तो मेहनत तो करना पड़ेगा ही। एक तो हरा सब्जी से ऐसा दुश्मनी है कि कितना भी मेहनत से बना दो, कुछ मीठा ही चाहिए और पसंद आता भी है तो भिंडी...तो चलो भाई, भिंडी ही सही। पेट में कुछ तो हरा सब्जी जाएगा।

बाजार में सारा सब्जी बनाने का खिस्सा ये है कि हल्दी-नमक में उसको

उबाल देगा। पानी निकल जाने पर तेल गरम करके ख़ूब प्याज-लहसुन-अदरक पीसके, टमाटर और गरम मसाला डालके चटक कर देगा और ऊपर से उबला सब्जी डालके मिला देगा। देखने में ऐसा लगेगा कि खाए से पहले फोटू खींच लें। सब लुभावे वाला काम। खाना बनाना तो है धीरज का ही काम लेकिन बाजार में कोई काम करने बैठा है और सब तरह का समय से चीज-सामान रखने के बजाए धीरज धरने लगे तब तो हो गया उसका। बाकी ये है कि उसको भी तो दू पैसा कमाके पेट पालना है, ई सब नहीं करेगा तो खाएगा कौन? सबके दिमाग में पहले से बैठा रहता है कि बाजार में खाने का मतलब चटक-मटक खाना, तो लो खाओ। पहुना अकेले लबड़जिभ्भा तो हैं नहीं।

माने ये जो बाजार में, लाइन होटल में तेल-मसाले में डूबी हुई सब्जियाँ मिलती हैं, उसके ऐसा होने में फूफा टाइप के लोगों का हाथ है?

नहीं, मेरा है जो रोज घर के एक-एक आदमी के हिसाब से खाना बना रहे हैं। किसी को आलू छोड़ कुछ और पसंद नहीं, किसी को भुजिया के अलावा रसदार सब्जी पसंद नहीं कोई दूध-रोटी, आम-रोटी, केला-रोटी से टस से मस होता ही नहीं है।

अरे विनीत! आज कोपल की सब्जी बना रहे हैं, देखेगा?

हाँ माँ, देखेंगे। अभी आता हूँ।

मनोरमा को धीरे-धीरे इस बात में रस आने लगा कि वो जब खाना बनाती है तो मैं एकदम टीवी की तरह उसे देखता हूँ, बीच-बीच में पूछता हूँ, समझने की कोशिश करता हूँ। उसका वाक्य प्रयोग बदलने लगा है। पहले कहा करती- पहले इसको धोते हैं, इसको काटते हैं, छानते हैं, भूनते हैं। अब कहना शुरू किया है- इसको पहले धोना, काटना, फिर छानना, फिर भून देना। हम ये करते हैं से शुरू हुई बातचीत तुम ये करना

तक...उसके लिए अब मैं पैसिव ऑडियेंस नहीं रह गया। पूछ रहा हूँ तो देर-सबेर बनाऊँगा भी। वो डूबकर बताने लग जाती और फिर अचानक से कहती- बोल-बतियाके मन लगाए रखता है तुम, फिर एक दिन पूरा घर सुन्नाटा करके चला जाएगा। इंटर का पढ़ाई बाहर रहके किया है तो बीए करने के लिए थोड़े ही न यहाँ रह जाएगा?

पापा का मन रखने के लिए मैंने बीएचयू, बीए का एडमिशन फ़ॉर्म भर तो दिया, बनारस जाकर परीक्षा भी दे आया और रैंक भी आ गई लेकिन राँची छोड़कर बनारस जाने का मेरा मन हुआ नहीं। बनारस के मुक़ाबले ये शहर मेरे मिज़ाज के ज़्यादा क़रीब लगा। इंटरमीडिएट में जिन प्रोफेसरों ने हमें इकॉनामिक्स पढ़ाया, इतिहास की कक्षा में जिनकी एक क्लास न छोड़ी, ये सब छोड़कर हिन्दी ऑनर्स लेने पर उन्हें एकदम से झटका लगा। एक प्रोफ़ेसर ने बल्कि कहा भी- ऑर यू श्योर यू विल परफ़ॉर्म बेटर इफ़ यू चूज़ हिन्दी लिटरेचर? मेरे पास विकल्प थे। दो साल सेंट ज़ेवियर्स में पढ़ने और यूनिवर्सिटी टॉपर होने की वजह से मुझे दूसरा कोई भी ऑनर्स मिल जाता लेकिन मन साहित्य और लेखन की दुनिया से हिला ही नहीं। एडमिशन लिया, घर आया और अगले तीन साल के लिए इसी शहर में रहना तय किया। कुछ महीने घर में रहने के बाद दोबारा से, घर से विदा लेने की बारी आई।

अबकी बार मनोरमा ने ठेकुआ, निमकी , गुड का शक्करपारा, कई तरह के बिस्किट, सत्तू, चूड़ा देने के साथ-साथ अपने हाथ की पीसी हुई हल्दी, धनिया पाउडर, मसाला-नमक, जीरा, मेथी, काली मिर्च, बड़ियाँ, अचार...सब दिया। अरहर, मूंग की दाल, गोविंद भोग चावल, आटा, टूथपेस्ट, ब्रश, नहाने और कपड़ा धोने का साबुन से लेकर तेल, डिटॉल...

तुमने तो अबकी बार इतना कुछ दे दिया कि जैसे मुझे राँची जाकर मनोरमा रसोई की फ्रेंचाइजी खोलनी हो?

फ्रेंचाइजी- ब्रेनचाइजी... हमको उतना तो समझ में नहीं आता है, बाक़ी अब तुम गृहस्थी ही बसाने में लग गए हो, घर का सब सुख-सुविधा छोड़कर तो हमको तो सुविधा जुटाना पड़ेगा ही न... ख़ूब अच्छे से बनाना-खाना। नहीं मन करे तो कभी-कभार बाहर का भी खा लेना, खाने के पीछे जान मत लगा देना। हवा पीके मत रह जाना। शरीर है तभिए बाकी सब है और शोभा देता है। रंगा-बिरंगा खाना बनाने का फ्री-फंड में हम टिसनी दे ही दिए हैं। सब देख के जा ही रहा है तो ध्यान से जैसे-जैसे याद आता जाएगा, बनाते रहना।

ज़रूर। अब चलें?

जाओ मेरा बच्चा, अच्छा- रूको-रूको।

ये क्या है?

घर से ख़ाली हाथ नहीं निकलते हैं। इसको रख लो।

अरे, इतना सारा सेब तो दी है न थैले में, निकालकर खा लेंगे।

निकालकर तो तुम चौर , दाल...सब लेगा और बनाकर खाएगा लेकिन बस में बैठके खिड़की से बाहर का नज़ारा देखेगा कि झुक के सेउ निकालेगा लगेगा? हाथ में रहेगा तो थोड़ा सा भूख लगेगा तो खा लेना। इंसान को कई बार देखने से भूख लगता है, नहीं तो काम के धुन में कहाँ होश रहता है कि क्या खाएँ, क्या पीएँ। तुम कॉलेज भी जाना तो घर से निकलते समय ऐसे ही कुछ न कुछ रख लेना। आधा पेट और मन खाने-पीने का चीज़ देखके भर जाता है, तुम्हारा जैसा बिजी बच्चा का फिर आधा ही काम बचा न!

अच्छा।

हाँ, मेरा बच्चा। एक बार ऐसे ही खाना बनाना शुरू करेगा न तो हियाँ का देखा सब रील जैसा दिमाग में चलने लगेगा और सब बनता चला

जाएगा। जिसको एतना अच्छा से देखने का आदत लग गया है, उसके लिए खाना बनाना पहाड़ तोड़ने का काम थोड़े ही है।

आज लगता है दोकानदारी करने के साथ-साथ आपको पहाड़ तोड़ने का भी काम करना पड़ गया। खाना तो छोड़ ही दें, एक बार टिप्पिन खोलकर तक देखने का फुर्सत नहीं मिला कि देखें तो कि पगली क्या भेजी है?

नहीं मिला समय। मिलता तो देखते भी, खाते भी।

वही तो कहे कि कहाँ से समय मिलेगा, पहाड़ तोड़ना आसान काम काम है? कई-कई महीना लग जाता है।

पापा का जब-तब टिफ़िन लौटाकर वापस ले आना, एक सामान्य घटना हुआ करती। तब घर का खाना यदि कोई नहीं खाया है तो इसका साफ़ मतलब होता कि दिनभर भूखा रह गया है या फिर बहुत हुआ तो मूढ़ी-भूजा खाकर रह गया है। मनोरमा जब मूड में होती तो इसे लेकर जिरह करने लग जाती- चिढ़ती, नाराज़ होती, अपने ही बारे में कहने लगती कि हम बेकार ही उस मर्दाना के लिए मर-मरकर, इतना तुला-मुलाकर टिप्पिन तैयार करते हैं, उसको रत्तीभर किसी चीज का फर्क़ नहीं पड़ता। पापा माहौल भाँपने के बाद उसी हिसाब से वाक्य हवा में उछालते। दिन अच्छा बीतता, भले ही कुछ खा न पाए हों तो भी अपने स्वभाव से उलट, चोला बदलकर, वाक्यों में बटर चुपड़कर कहते-

अरे तो तुम कब जैसे-तैसे टिफ़िन पैक करती हो, हमेशा तो तुला-मुलाकर ही देती हो। अब इसमें देखना क्या! ऐसे ही हमरे बाबूजी (मेरे नाना) तुमको मनोर थोड़े ही कहते हैं। सात जनम में भी हमरी साली सब ऐसा टिफ़िन पैक न कर पाय।

अपना मलाय-मक्खन का सीसी अपने पास रखिए। ये बताइए कि रात का खाना निकालें कि निर्जला उपवास रखे हैं?

रात का खाना कैसे नहीं खाएँगे? हमको वही सब टिफ़िन से निकालकर थाली में दे दो।

मनोरमा चार खाने की स्टील का टिफ़िन का लॉक खोलती और एक-एक डब्बे को इत्मिनान से निकालती। ऐसे, जैसे कि ये काँच के हों। टिफ़िन लौटाकर लानेवाला एपिसोड लगभग ख़त्म हो चुका होता कि सैलेड के डब्बे का ढक्कन हटाते हुए कहती-

केतना शौख से आज अलग तरीके से सलाद काटके दिए थे...एतना मँहगा खीरा सब डाले थे लेकिन ई मर्दाना किसी के शौख का शौख समझे तब न!

अरे तो क्या हो गया, अभी दे दो...कतला हो जाएगा।

मनोरमा सैलेड को सलाद कहा करती जिसका मतलब होता प्याज, टमाटर, खीरा, गाजर के साथ-साथ ऊपर से हरा धनिया या पुदीना और नींबू की स्लाईस। साथ में काला नमक और भुने जीरे का पाउडर। पापा कतला कहा करते जिसका मतलब होता सिर्फ टमाटर या खीरा और प्याज। उसके ऊपर काली मिर्च पाउडर और सादा नमक। पापा के कतला और मनोरमा के सलाद का फर्क़ तब और साफ़ हो जाता जब पापा उससे प्याज-टमाटर या प्याज-खीरा चुनकर निकाल लेते और बाक़ी वापस मनोरमा की तरफ बढ़ाते हुए कहते- ये लो, तुम अपना सलाद खाओ, हम कतला खाकर ही खुश हैं।

मनोरमा रात का खाना निकालने लग जाती। जितनी तरह की चीज़, उतनी कटोरियाँ। थाली के एक किनारे डबल फोल्ड में त्रिभुज आकार

लेती हुई रोटी। उसके बगल में सूखी सब्ज़ी हो तो वो और तब गीली तरीवाली सब्ज़ी। साथ में सैलेड की कटोरी और आख़िर में दूध की बनी हुई खीर, सेवई, रबड़ी या फिर लपसी जैसी कोई चीज़। थाली के एक किनारे दो चम्मच कि मीठी-नमकीन चीज़ मिक्स न हो जाय। थाली के बगल में गोड़ीवाले गिलास में पानी। गोड़ी मतलब गिलास के नीचे एक बेस जिससे लंबे आकार का गिलास ठीक से टिके, गिरे नहीं। पापा को सब्ज़ी न के बराबर पसंद आती। पूछने पर कहते- दे दो दो फाँक। उनकी थाली देखने से इतना पता चल जाए कि इनके घर में कौन सी सब्ज़ी बनी है या फिर इस मौसम में कौन-कौन सी सब्ज़ियाँ मिलती हैं, बस।

थाली तैयार करते हुए एक-दो सवाल पूछती जिसका जवाब पापा हाँ-न में देने के बजाय पलटकर सवाल की शक़्ल में दिया करते। मसलन-

अचार भी चाहिए?

कौन गदहा रात के खाने में अचार खाता है?

छुट्टी के दिनों में वो मुझे रात में आम के अचार की आठी चूसते हुए देख चुके होते तो ये वाक्य मुझ नीम बेहोशी हालत में सो चुके बच्चे के लिए होता। ये बात मनोरमा सुबह स्कूल जाते समय बताती।

रोटी में घी लगावें कि अलग से बिटनून-गोलकी के साथ लेंगे?

टिफ़िन में रोटी भेजी थी कि भात?

अब मनोरमा चुप हो जाती।

सजी हुई थाली पापा के सामने रखती कि वो बोल पड़ते- ये तो सब अभी का बना हुआ लग रहा है, दोपहर वाला ही खाना हमको दे देती न!

खाइए चुपचाप। मेरा एतना फिकिर आपको रहता तो घुराकर, बिना खोले लौटाकर ले नहीं आते। अब सात घंटा पहिले बना दाल हम शीतल परसाद बनाकर नहीं बांटेंगे।

इस पूरे प्रसंग में मेरा ध्यान उस तुला-मुलाकर खाना परोसने वाली बात पर और टिफ़िन में लौटकर आए खाने का मनोरमा क्या करेगी, इस पर होता?

ये तुला-मुलाकर क्या देना होता है माँ?

तुमको मेरा दिमाग चाटना है कि सच में जानना है?

सच में जानना है क्योंकि तुम टिफ़िन भी तुला-मुलाकर देती हो और थाली भी इसी तरह परोसती हो।

देखो, ई बात तुमको ऊटपटांग लगेगा कि हम औरत जात खाना बनाते समय रसोई में अपना करेजा निकालकर रख देते हैं, तब भी आधा ही खाना हम बनाते हैं, आधा खानेवाला बनाता है।

वो कैसे ?

ऊ ऐसे कि हम चाहे जेतना समय और जान लगा दिए लेकिन खाते हुए खानेवाले का चेहरा बसमती चावल जैसा खिल न जाय तो समझो कि ऊ अपने तरफ से कोसिस ही नहीं किया। ऐसे थोड़े ही कहावत है- खस्सी का जान चला जाय, खवैया के सवाद नहीं। हमलोग के खाना बना लेने के बाद खवैया अपने तरफ से भी उसको आधा बनाय, इसके लिए भी हमको थोड़ा मेहनत करना पड़ता है।

क्या मेहनत?

मेहनत ई कि सबसे पहले देखना होता है कि किसको कौन सा चीज जादा-कम पसंद है, उसी हिसाब से थारी-कटोरी में डालें। ये नहीं कि झोंक में एकदम से डाल दिए। दूसरा कि कोई चीज कम-कम बना है और उसको हंडाभर कटोरी में डाल दिए तो ऊ तो और कम दिखेगा। इसके लिए कटोरी छोटा होना चाहिए। तीसरा बात ये कि जब हम एतना रिच-रिचके बनाए हैं तो खायवाला के आगे गाय-गोरु की तरह एक ही में सब नहीं दे दें...चटनी, सलाद, खीर...ये सब रोटी में लग जाता है तो उसको अलग से दें। अब एक बार थारी उसके आगे कर दिए तो उसकी मर्जी कि कौन सा चीज कैसे खाएगा लेकिन हमको तो तरीका से ही देना होता है। अब उसको मन कर गया कि नहीं, सबसे पहले खीर ही खाएँगे और हम चम्मच दिए ही नहीं हैं तो हाँक लगावेगा- चम्मच दो एक। जब तक चम्मच लावेंगे कि रोटी खाने लग जाएगा। उसका तो मन बदल गया न!

घर में कभी-कभी ऐसे कोई मेहमान आते जो रेगुलर नहीं होते और मनोरमा उनके आगे इसी तरह तुला-मुलाकर, अलग—अलग कटोरी में सारी चीज़ें देतीं और वो बंदे सारी चीज़ें प्लेट में उलट देते तो जाने के बाद मनोरमा अफ़सोस से कहती-

सब कटोरी का सामान थारी में एक साथ उझल लिए। बताओ तो टमाटर के मीठा चटनी के साथ दाल खा रहे थे, राई के सवाद, रसिया। वो हमें भी जब-तब टोकती रहती कि किसके साथ क्या मिलाकर खाते हैं और कैसे कटोरी से एक बार में प्लेट में कितनी मात्रा में निकालकर खाते हैं।

अच्छा!

इसलिए तुलाकर देने के साथ-साथ मुलाने का भी देखना पड़ता है कि उसका मन खाना पर रहे, उसके हिसाब का लगे। खाना सिरफ पेट भरने

का चीज़ नहीं है, मन भरने का भी है। मन नहीं भरेगा तो संतोष नहीं आवेगा और जिसमें संतोष नहीं है तो फिर ऊ क्या काम-धाम, रोजी-रोजगार, पढ़ाई-लिखाई करेगा। पेट भर भी जाएगा तो मन लुलुआता रहेगा। एक होता है कि परसन दे-देकर मनुहार करते हैं कि आधा और ले लो, एक कौर और खाने से कुछ नहीं होगा और एक होता है कि थारी-पलेट देखके ही खवैया को लगे कि बहुत मनुहार से परोसा गया है। ई सब बात एक दिन का नहीं है, इसमें लगे रहना पड़ता है। जो खिलानेवाला, खवैया में तृप्ति नहीं जगा सका, उसका सब करा-धरा पानी समझो। अइसे थोड़े ही कहा जाता है- जहाँ भाव नहीं, वहाँ भात क्या!

लेकिन तुम तो कह रही थी कि आधा काम खाने वाला का भी होता है?

एकदम होता है। खानेवाला का ये होता है कि थारी-पलेट आते ही चेहरा पर थोड़ा मुसकी छुटने लगे कि केतना अच्छा से सब सजाकर करके दिए हैं। खाते समय एक-दो चीज के बारे में अलग से बोले। घर का आदमी, बच्चा सब तो रोज खाता है लेकिन देखता नहीं है, कैसे ई मर्दाना चाहे लाख अपना धुन में रहे, तब भी बीच-बीच में बोल ही देते हैं कि बैंगन का भरता बहुत अच्छा बना है।

खायवाला का दूसरा काम है कि जिस तरह बनाने-परसनेवाला रिच-रिचके बनाया है, धीरे-धीरे समय लगाके बनाया है, ऊ भी समय लगाके खाय। ई नहीं कि थाली आया और भड़-भड़ सुरु हो गया। जिसके पास इत्मिनान से खाने का समय नहीं है, उसके पास दुनिया में कोई काम के लिए समय नहीं होगा। इसी खाने पर तो पूरा सृष्टि टिका है। तुम देखना कि जिसको जो चीज पसंद नहीं आएगा वो या तो पहिले कह देगा कि ये निकाल लो, जूठा हो जाएगा या फिर बोलेगा नहीं लेकिन पूरे खाने के समय छुएगा भी नहीं, एकदम से या तो छोड़ देगा या फिर अंत में हबर-

हबर खाके खतम करेगा और गट-गट पानी पी लेगा। चीज-सामान पेट में चला गया लेकिन मुंह में सवाद आने ही नहीं दिया। ई सब खवैया के ठीक लच्छन नहीं है।

कॉलेज की पढ़ाई जब महज परीक्षा के लिए याद करने और अच्छे नंबर से पास हो जाने की स्कूली समझ से अलग, सोचने, जीने के तरीक़े और ज़िंदगी में घुलने लगी तो मैं मनोरमा की ऐसी बहुत सारी बातों और आदतों पर नाराज़गी जाहिर करने लगा जो कल तक अच्छी लगतीं। मुझे घर जाने पर उसका इस तरह तुला-मुलाकर देना बिल्कुल भी अच्छा नहीं लगता। मैं खाना बनाने के बीच कुछ भी उठाकर खाने लग जाता। एक-दो टुकड़ा खाने के बाद घर के दूसरे छोर पर चला जाता या अपने काम में लग जाता कि देखता वो उसी चीज़ को प्रॉपर प्लेट में लेकर पीछे खड़ी है। मैं वापस रसोई आकर देखता तो पाता कि इस बीच उसने गैस या तो सिम पर कर दिया है या फिर बंद ही। मैं उसके गले में हाथ डालकर समझाने लगता- ये सब मत करो माँ! कुछ अपने लिए सोचो, अपने ऊपर ध्यान दो। मुझे बस फूलगोभी का एक टुकड़ा खाना था, खा लिया... मैं तो कई बार खाना बनाते-बनाते भी खा लेता हूँ। अब तुम प्लेट में लेकर आ गयी। अब इसे न खाने पर तुमको बुरा लगेगा न लेकिन ये सच में ठीक नहीं है।

तुम्हारा मन है, मना कर दो चाहे खाओ, माय का जी गाय जैसन होता है, ऊ तो ई जनम में नहीं बदलेगा और फफक-फफककर रो पड़ती। मैं उसे जी भर रोने देता। उस प्लेट से फूलगोभी का एक टुकड़ा उसे खिलाता, एक मैं, एक वो, एक मैं...

दस-बारह जितने भी दिन घर में रहता, ऐसे तीन-चार प्रसंग हो ही जाते। घर से विदा लेते वक़्त वो दरवाजे तक आती। मैं पैर छून के लिए

आगे झुकता और वो बाहें पकड़कर उठाते हुए आहिस्ते से कहती- एक बात कहें विनीत ?

मैं समझ जाता कि इसने पावर प्वाइंट्स तैयार रखे हैं।

यही न कि अब तुम शादी कर लो?

ऊ तुम हमरे कहने से करेगा? कौआ से जादा अब कौआ का बचवा तेज हो गया है। हम दूसरा बात कह रहे हैं।

क्या?

तुम जो बोला कि हम कई बार तो खाना बनाते-बनाते ही खा लेते हैं, ई काम तुम मत किया करो। चूल्हा पर का चढ़ा हुआ नहीं खाते हैं, हर चीज का महातम होता है। तुमको जैसे सब काम के लिए समय निकल जाता है, दू-चार मिनट ठीक से परसकर खाने का भी समय निकालो।

अच्छा..तो तुम्हारी तरह तुला-मुलाकर?

माँ के पीछे, उससे सटकर खड़ी स्त्री मेरी इस बात पर धीरे से मुस्करा देतीं और उन्हें देखकर विदाई के वक़्त की उदासी के बीच भी मैं ठहाके लगा लेता। कुछ समझाइए मेरी माताश्री को, अपनी भूख-प्यास छोड़कर सबके लिए मरती रहती हैं।

मैं चलने को होता हूँ कि पावर प्वाइंट्स की दुसरी स्लाइड...

मैं सुनने रूक जाता हूँ- गुड़ का सक्करपाला प्लास्टिक के डिब्बा में दिए हैं कि चट-चट न हो जाय, तुम पहुँचने पर काँचवाला में कर लेना।

विदाई के वक़्त आगे खड़ी मनोरमा पूरे परिदृश्य से ग़ायब होती है और पीछे खड़ी मुस्कराती स्त्री फ्रंट पर मोर्चा संभाली हुई। उसके पास भी पावर प्वाइंट्स होते हैं। वो भी आहिस्ते-आहिस्ते स्लाइड खिसकाती है

लेकिन वाक्य बदले होते हैं-

हम गोविंदभोग चावल जान-बूझकर नहीं दिए विनीत, सोचे कि दो दिन के लिए आए हैं तो क्या आप लग्गेज ढोएँगे। आप पहुँचिए दिल्ली, हम इधर से कूरियर कर देंगे। बाकी आप तुला-मुलाकर तो खाना खाते ही हैं, फेसबुक पर तो और भी अच्छे से तुला-मुलाकर लगाते हैं।

मैं उनकी इस बात पर पहले की तरह ठहाके लगाने की कोशिश करता हूँ लेकिन हमदोनों की आँखों में मनोरमा के हिस्से के आँसू छलक जाया करते हैं।

पहुँचकर वीडियो कॉ...वो अधूरा वाक्य बोलकर वहीं रूक जाती है-

कॉल कीजिएगा पहुँचने पर विनीत, हम रात में जगे रहेंगे...

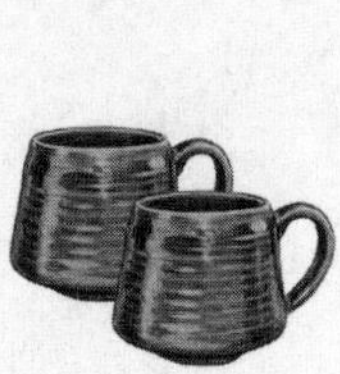

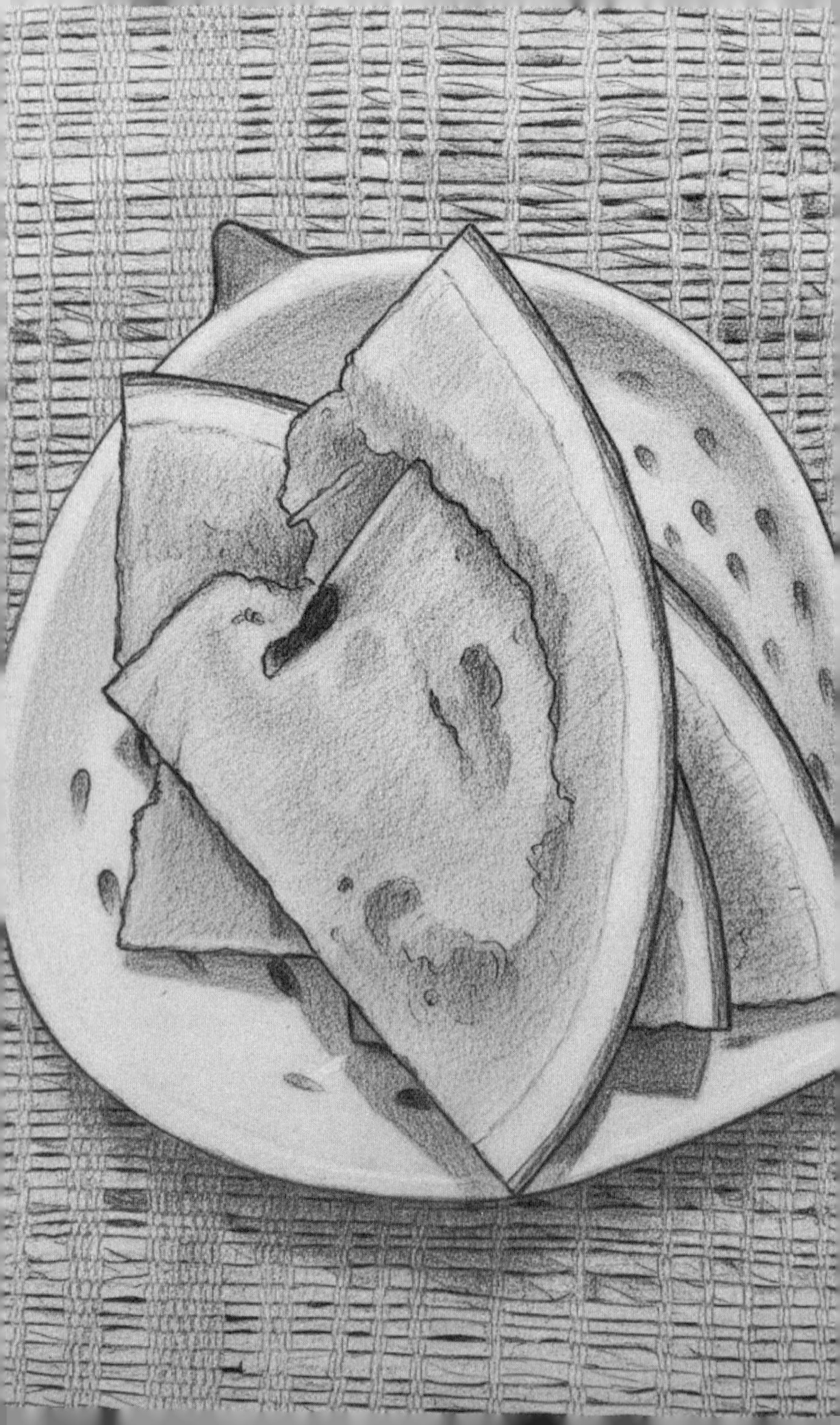

6

रसोईः शहर का जीपीएस प्वाइंट

तुम कभी राँची रेलवे स्टेशन जाते हो?

वहाँ क्या करने जाऊँगा? मेरा कोई दोस्त, घर के लोग ट्रेन से न तो आते हैं और न ही मुझे अपने घर से जाना होता है।

मैं ट्रेन पकड़ने या किसी को रिसीव करने की वजह से वहाँ जाने की बात नहीं कर रहा। तुम्हें हरी सब्जियों का शौक है न, बस इसलिए पूछा।

क्या मतलब?

मतलब ये कि राँची रेलवे स्टेशन से ज़्यादा हरी ताज़ी सब्ज़ियाँ पूरे शहर में कहीं नहीं मिलतीं।

ऐसे क्या?

जी।

ग्रेजुएशन के पहले साल में कच्चा-पक्का, स्वाद-बेस्वाद... चाहे जैसा

भी खाना बना पाया, पूरी तरह ख़ुद के हाथ से बनाए खाने पर निर्भर हो गया। दिमाग़ में मनोरमा का कहा एक वाक्य घूमता रहता- घर का बनाया रोटी-पराँठा थोड़ा जला भी रहेगा, आड़ा-तिरछा भी रहेगा तो बाजार का खाना से लाख गुना बेहतर है। मुँह का स्वाद बदलने के लिए कभी-कभार बाहर का कुछ खा-पी लेना अलग बात है लेकिन घर का खाना, घर का ही होता है।

तब मेरे भीतर भी एक ज़िद सी पैदा हो गई कि देखूं तो कि ख़ुद से खाना बनाकर, कॉलेज, ट्यूशन और बाक़ी का काम कर सकता हूँ कि नहीं? इस ज़िद ने खाना बनाने को लेकर दिमाग़ से काम निबटाने के बजाए धीरे-धीरे शौक पैदा करना शुरू किया। शहर में तब इतने कैफ़े-रेस्तराँ भी नहीं होते थे और न ही बाहर खाने का चलन इतना अधिक था कि साथ के लोग सिर्फ़ इन सबकी बातें करें। ले देकर चर्च कॉम्प्लेक्स का कावेरी रेस्तराँ, सैनिक बाजार से सटा पंजाब स्वीट्स, मेन रोड पर चुरुवाला और बाद में लालपुर के रास्ते सेवेंथ हेवन... दूसरा कि मेरी दोस्ती कुछ ऐसे लोगों से भी हुई जो मेरी ही तरह दूसरे शहर से आकर पढ़ाई कर रहे थे और बाहर का खाने के बजाए ख़ुद से बनाकर खाते। इसके पीछे स्वास्थ्य के प्रति सचेत रहने के साथ-साथ बजट का भी ख़याल रखना होता। इनसे पढ़ाई-लिखाई के अलावा साग-सब्ज़ी, चावल-पापड़ पर बात होनी शुरू हुई और जो जिस इलाक़े के होते, वहाँ की चीज़ों के बारे में बताते, कभी टेस्ट कराते और एक-दो बार तो साथ भी ले जाते। चुटिया, हटिया, सेक्टर-टू का मंगला हाट, डेली मार्केट, कचहरी, हाई कोर्ट, डोरण्डा, धुर्वा मार्केट, अपर बाज़ार...जैसे इलाक़ों को हमने इसी तरह जाना।

अतुल के कहने पर एक बार राँची रेलवे स्टेशन गया, उसके बाद तो वो सब्ज़ी लाने की बजाए एक फन प्वाइंट सा हो गया। यहाँ जाकर सब्ज़ी लाने का मतलब होता कि अब तक जो हम सब्जी का मतलब सीधे-सीधे आलू, टमाटर, परवल, करेला, बैंगन, नेनुआ, लौकी...जानते थे,

यहाँ कई ऐसी नई तरह की सब्जियाँ दिखतीं जिन्हें बनाना क्या, कभी नाम तक न सुना होता। घर में कई ऐसी सब्ज़ियाँ जो पड़ोस के घरों में ख़ूब बनाई जातीं लेकिन मनोरमा अलग-अलग कारणों से नहीं बनातीं। मसलन एक ख़ूब लंबी और पतली हरी सब्जी जिस पर सफ़ेद धारियाँ होती, मनोरमा उसे करैत कहा करती जिसे अंग्रेजी में स्नेक गॉर्ड कहते हैं, कभी मँगवाया ही नहीं क्योंकि ये साँप जैसा दिखता है। पम्पकिन जिसे कोंहड़ा, सीताफल, कदिमा, कद्दू... अलग-अलग नाम से जानते हैं, कभी नहीं मँगवाती जिसके पीछे कारण बनाए बिना एकदम से कहती- इसको कोई नहीं खाता है, इसको कौन खाएगा? ऐसी ही कुछ सब्ज़ियाँ जीव-जंतु के आकार या उसके अंग की तरह होने की वजह से कभी नहीं आतीं तो कई को सीधे-सीधे सामाजिक हैसियत से जोड़कर देखा जाता और सपाट ढंग से कहा जाता- अब इतना दिन तो ख़राब नहीं हुआ है कि कद्दू का तरकारी बनाने लगें। सब्ज़ियों का विभाजन शहरी और देहाती के आधार पर भी होता और इसी कारण कई सब्जियाँ प्लेट तक आई ही नहीं। ख़ुद से खाना बनाने और सब्जी खरीदने से सब्जियों की एक नई दुनिया खुल गई और वो बनाने के तरीक़े से लेकर टेस्ट करके देखते हैं एक बार तक... खाना बनाना एडवेंचर सा होता गया।

ओवरब्रिज से सेंट ज़ेवियर्स कॉलेज। ओवरब्रिज से एचईसी, सेक्टर-2। ओवरब्रिज से धुर्वा, राँची-04। शहर की चौहद्दी ख़त्म। इंटरमीडिएट के दो साल मेरे लिए इस शहर का बस इतना ही मतलब हुआ करता। लेकिन ग्रेजुएशन में एडमिशन लेने के बाद शहर का दायरा मेरे लिए बढ़ता चला गया और धीरे-धीरे लगने लगा कि इस दायरे का जीपीएस प्वाइंट है रसोई। रसोई तय करती है कि आप शहर में कहाँ-कहाँ जाओगे और शहर का कौन सा हिस्सा आपके मतलब का है? ये शहर में, वीकेंड या ख़ास मौक़े पर, ख़ास लोगों के साथ कॉफ़ी-केक-क्युज़िन आज़माने के नाम पर एक्सप्लोर करने के अंदाज़ से अलग अनुभव है। इसे एक वाक्य में कहें तो खाना ख़ुद से बनाकर खाने और बाहर खाने

में शहर को एक्सप्लोर करने में दो शब्द शहर का पूरा मायने बदल देते हैं- पक्का और कच्चा। पक्का की तलाश में शहर एक्सप्लोर करना अलग है और रसोई के लिए कच्ची चीज़ें जुटाने के लिए अलग-अलग कोने जाना बिल्कुल अलग बात।

स्कूल की भूगोल की कक्षा में राजनीतिक और प्राकृतिक नक़्शा पढ़कर आए मुझ जैसे छात्र ने जब रसोई की कच्ची चीज़ों के लिए शहर में भटकना शुरू किया तो हमें वो शहर मिला जो इससे पहले बना-बनाया खाना की तलाश में शहर को एक्सप्लोर करने पर नहीं मिला। मसलन पहले कभी-कभार अपर बाज़ार जाते और धुसका- आलू चने की रसदार सब्जी खाकर आ जाते। खाना बनाना शुरू किया तब समझ आया कि ये अनाज-मसाले की शहर की सबसे बड़ी मंडी है। उन गलियों में घुसते ही हींग-मसाले की ख़ुशबू आने लगती जैसे दिल्ली में खारी बावली का पता पूछने से पहले ही वो इलाक़ा अपनी मसाले की ख़ुशबू से बता देता है कि मैं यहाँ हूँ- आपको क्या चाहिए? शहर के प्राकृतिक या राजनीतिक नक़्शे में ये ख़ुशबू शामिल नहीं होती। लेकिन जीपीएस प्वाइंट की तरह काम करती है।

खाना बनाओ, खाओ, कॉलेज जाकर क्लास करो और घर पर बैठकर पढ़ो... ये काम से मतलब रखने वाली बात हुई लेकिन बिना काम के, ऐवें शहर में भटकने का सिलसिला रसोई की वजह से होने लगा। कभी ऐसा डब्बा चाहिए तो सैनिक मार्केट चल दो, कभी थाली-प्लेट में नहीं, फील लेने के लिए एकदम कचूर हरे सखुआ- साल के पत्ते में खाने का मन है तो डेली मार्केट चल लो। बाज़ार में नया क्रशर आया है तो सेक्टर- टू चल लो। मेरे इलाके निवारणपुर के बाज़ार में शहर की बेहतरीन चीज़ें मिला करतीं लेकिन तब भी हम छोटी-छोटी चीज़ों के लिए भटकते। अब चीज़ें खरीदना ज़रूरत से कहीं ज़्यादा, चीज़ों की दुनिया को जानने का होता चला गया... और ठीक इसी तरह खाना बनाना पेट भर लेने और विद्यार्थी जीवन के फ़ॉर्मूले के साथ जीने के बजाए, ज़्यादा से ज़्यादा

एक्सप्लोर करने का मामला बनता चला गया। विद्यार्थी जीवन का फ़ॉर्मूला मतलब दाल-भात-चोखा या भुजिया या फिर तिकोना पराँठा और आलू-भुजिया।

एक के बाद एक साल गुज़रते गए और ख़ुद से खाना बनाकर पढ़ाई करना, किसी तरह का बोझ न होकर, आदत का हिस्सा होता चला गया। यह आदत इतनी गहरी होती चली गई कि अब तो लगता है कि पढ़ाई करना और ख़ुद से खाना बनाना दोनों एक-दूसरे के पूरक हैं। किसी एक के बिना आप दूसरे के बारे में सोच नहीं सकते...मतलब तरह-तरह की चीज़ें बना रहे हो, खा रहे हो तो फिर तरह-तरह की किताबें पढ़ क्यों नहीं रहे? ठीक इसी तरह से, यदि अलग-अलग तरह की किताबें पढ़ रहे हो तो फिर खाने की चीज़ों की सुई दाल-भात-भुजिया पर क्यों अटकी हुई है।

हिम्मत बढ़ने लगी। जिससे थोड़ी दोस्ती हुई, उसे खाने पर बुलाने लगा। जिससे दोस्ती हुई, उसके लिए टिफ़िन में बनाकर कुछ ले जाने लगा और कहिए तो इस मामले में हिन्दी सिनेमा के दृश्यों का क्रम उलट गया। मैंने छुटपन में ऐसी कई फ़िल्में देखीं जिनमें कि नायिका घर से अपने दोस्त के लिए टिफ़िन में कुछ लेकर आती। यहाँ मामला नायक-नायिका सा तो नहीं था, फिर भी दोस्ती में एक पहलू ये भी जुड़ गया कि राम यदि मुझे कैंटीन में समोसे खिलाता है तो मैं भी उसके लिए पूरी-भुजिया टिफ़िन में लेकर आऊँ। एक बार तो उसे टिपिन में लाया खाना इतना पसंद आया कि क्लास के बाद साथ घर आ गया और मैंने फिर से वही सारी चीज़ें बनाई।

राँची से जमशेदपुर की दूरी 130 किलोमीटर के आसपास है जिसे तब बस से पहुँचने में तीन-सवा तीन घंटे लग जाते। मैं हर दूसरे-तीसरे महीने में घर चला जाता। मनोरमा भर-भरकर चीज़ें देने की कोशिश करती और मेरे मना करने के लिए प्रयोग किए गए वाक्य बदलने लग गए- मैं इसे तो ख़ुद बना लेता हूँ, ये मत दो। ये तो मैंने कल ही बनाया

है, इसे रहने दो। ये बनाना मुश्किल नहीं है, तुम बनाई हो, घर में रखो। वो तब भी उसकी मात्रा कम कर देती लेकिन बैग में डाल ज़रूर देती। अब वो बनी-बनाई चीज़ों के अलावा कच्ची चीज़ें ज़्यादा भरकर देने लगी और उसके पीछे तर्क भिड़ाया- घर में सबकुछ इतना आता है, तुम अलग से पैसा क्यों लगाओगे? यहाँ से ले जाओगे तो हाथ में नकदी पैसा रहेगा। एक पेट का सामान होता ही कितना है, अभी ले जाओगे तो महीना-डेढ़ महीना निश्चिंत रहोगे। हल्दी-नमक से लेकर दाल-चना-चावल... सब भर देती।

अब ब्लिंकिट के दौर में उन दिनों को याद करता हूँ जहाँ दुनिया सामने, बीस कदम की दूरी पर बाज़ार होने पर भी ख़ुद से लाने की जहमत नहीं उठाया करती है, 130 किलोमीटर से चीनी-तेल-नमक... लेकर जाने की बात पर हैरानी होती है। लगता है क्या मैं सचमुच ऐसा किया करता था और वो सिर्फ़ इसलिए कि मनोरमा ने एक बार पैकेट बाँध दिया है तो न नहीं कर सकते? उन बंधे पैकेट्स के साथ इमोशन कैसे एयरटाइट पैक्ड होते। मैं मज़ाक में कहता- तुम मेरा शहर में घूमना-फिरना छुड़वा दे रही हो। सारा सामान जब यहीं से पैक करके दे देती हो तो हम किस बहाने से भटकेंगे? शरारत भरे अंदाज़ में जवाब देती- तुमको जो पसंद पड़ता है, यहाँ के लिए ले आना। एक-दो बार घर जाने से पहले बची सब्जियाँ किसी और को देने के बजाए साथ ले आया तो उसे समझ आया कि ये हमारे शहर से अलग है और इस तरह अलग-अलग चीज़ें ले जाने का सिलसिला बना रहा।

खाना बनाते, शहर में अलग-अलग चीज़ों के लिए भटकते हुए तीन साल हो गए और थर्ड ईयर की परीक्षा देने के बाद शहर छोड़ने का समय भी आ गया। आईआईएमसी, जामिया मिल्लिया इस्लामिया और भारतीय विद्या भवन में मास कॉम के अलग-अलग कोर्स का फ़ॉर्म भरने के बाद तय किया कि घर पर रहकर ही इनकी प्रवेश परीक्षा की तैयारी करनी है और जहाँ हो जाएगा, चला जाऊँगा। मनोरमा ने भी कहा कि जब दिन-भर घर में रहकर पढ़ना ही है तो जैसे राँची में रहकर पढ़ेगा,

वैसे घर में रहो, एक ही बात है। कुछ नहीं तो कम से हाथ जलाकर खाना बनाने से तो कुछ दिन बचेगा।

मैंने अपना सारा डब्बा-डिब्बी, कूकर-कड़ाही, बर्तन की कार्टन में भरे और घर आ गया। मनोरमा ने देखते ही कहा- बाप रे! तीन साल में तो इस लड़के ने पूरी गृहस्थी बसा लिया है। दो-तीन दिन बाद मैंने कार्टन खोले और एक-एक चीज़ मनोरमा को दिखाने लगा। पतीले, प्लेट, चम्मच...ये सब देखकर उसने कहा- कितना सुबुक (क्यूट) है सब सामान तुम्हारा...सिजिल सब (रंग-रूप-आकार में आकर्षक)।

तुम निकाल लो सब। यहीं घर पर अब इस्तेमाल करना।

घर में इतना बासन-बर्तन पहले से है, क्या करेंगे निकालकर? आगे तुमको काम आवेगा।

काम जब आएगा, देख जाएगा... निकाल लो, मुझे अच्छा लगेगा।

मेरे कहने के बाद मनोरमा ने मेरी सारी किताबें, डायरी, बर्थडे कार्ड, नोट्स...सब अपने बक्से में संभालकर रख दिए और बर्तन धीरे-धीरे मनोरमा रसोई में घुलते-मिलते चले गए। बाद में जब फ़ोन पर बात करता और पूछता कि क्या हो रहा है तो पहला वाक्य कहती- कुछ नहीं, तुम्हारा ही दिया कटोरी में डालके चूड़ा-बादाम खा रहे हैं। मेरे सारे बर्तन मनोरमा रसोई में घुल तो गए लेकिन जैसे पहले बर्तनों का नाम हुआ करता, उनमें एक नाम और जुड़ा गया- विनीत का राँची का कटोरी, कूकर, कड़ाही। भाभी से वो कभी-कभी कह भी देती- बुतरू का बर्तन एकदम से अलग से चिन्हा जाता है। एक-एक चीज़ कितना जतन से लिया होगा, सब यहीं छोड़ दिया...ख़ैर, बीए का डिग्री के साथ-साथ खाना बनाने का डिग्री भी हो ही गया उसका, सब तरह का रंग-बिरंगा बनाता-खाता ही होगा...चिन्हासी में सब सामान यहीं रह गया।

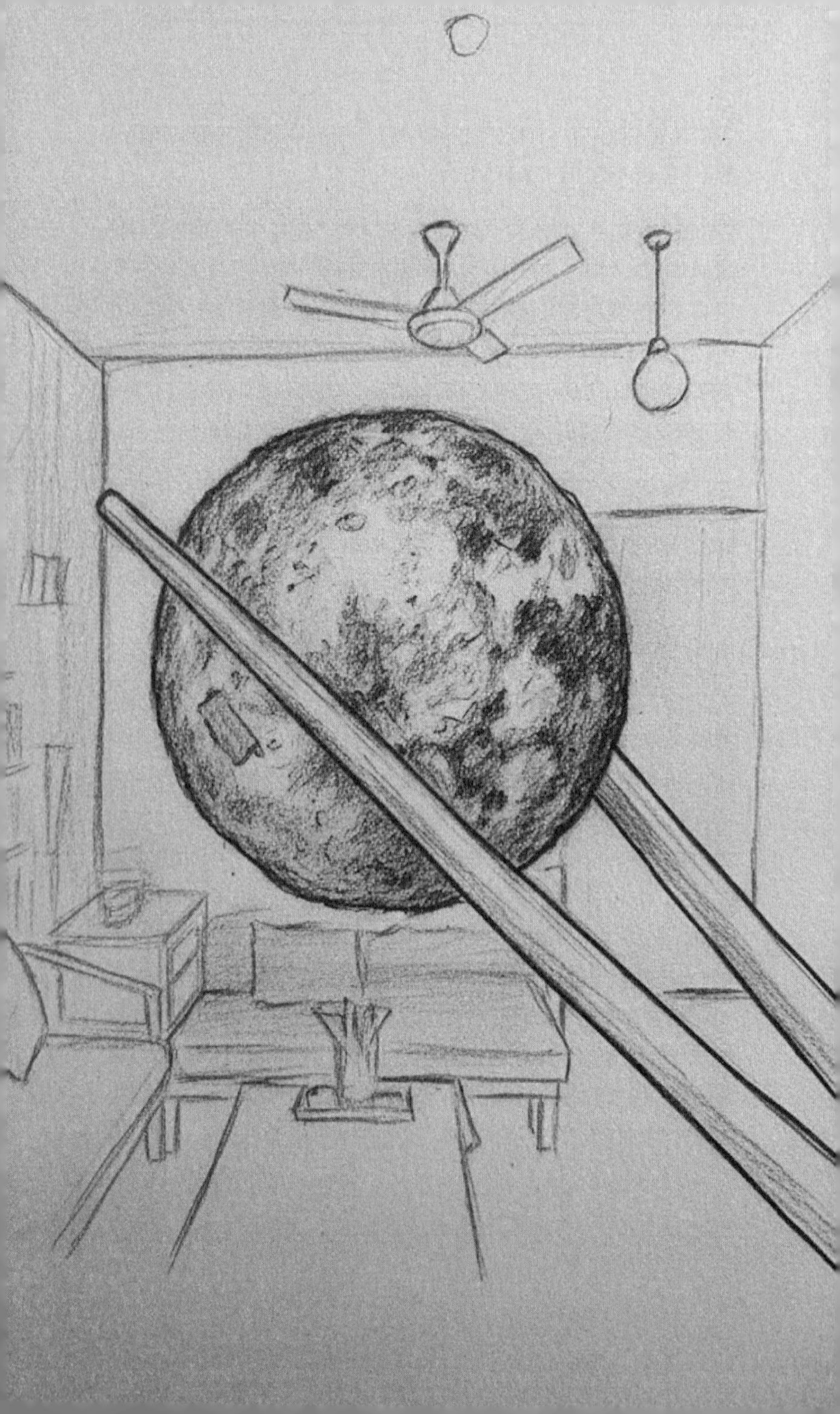

7

रसोई की खिड़की बहस से खुलती है

डीयू के हिन्दू कॉलेज में, मेरिट के बूते जितनी आसानी से एमए, हिन्दी साहित्य में दाख़िला मिल गया, हॉस्टल मिलने का रास्ता उतना आसान नहीं रहा। ऊपरी तौर पर यही लगा और हमें बताया भी गया कि तुम तो मेरिट में पहले नंबर पर हो तो तुम्हें तो आसानी से मिल जाएगा लेकिन बात ऐसी थी नहीं।

हिन्दू कॉलेज में एमए के लेबल पर सिर्फ़ उन्हीं छात्रों को हॉस्टल मिल सकता था, जिन्होंने ग्रेजुएशन की भी पढ़ाई वहीं से की हो। दो-चार बार इधर-उधर का चक्कर लगाने के बाद यह बात समझ आ गई तो इस दिशा में सोचना ही छोड़ दिया। अब हम उन हॉस्टलों के चक्कर लगाने लगे जो कि यूनिवर्सिटी के अपने हॉस्टल हैं। पीजी मेन्स, मान सरोवर, जुबली हॉल, ग्वॉयर हॉल, कोठारी हॉस्टल...मेरे लिए तब हॉस्टल मिलना बहुत ज़रूरी था। इतना ज़रूरी कि न मिलता तो शायद पढ़ाई ही छूट जाती।

बोर्ड की परीक्षा में ख़ूब अच्छे अंक लाने के बाद मैंने आगे जब आर्ट्स पढ़ना तय किया तो घरवालों, ख़ासतौर पर पापा को तब भी उम्मीद रही कि लड़का यूपीएससी करेगा, कलेक्टर बनेगा। उनके कुछ परिचित-दोस्त जो अलग-अलग संस्थानों में बड़े पदों पर कार्यरत रहे,आश्वस्त भी किया कि आपके लड़के ने बहुत सोच-समझकर आर्ट्स लिया है- पक्का यूपीएससी का सोच रहा है।

लेकिन तीन साल तक जब पापा को इसकी कहीं कोई सुगबुगाहट नहीं दिखी तो थोड़े नाराज़ हुए और इग्नोर करने लगे। ग्रेजुएशन के बाद मैंने आईआईएमसी में एड-पीआर, जामिया मिल्लिया इस्लामिया के एमसीआरसी में एमए मास कम्युनिकेशन, भारतीय विद्या भवन में जर्नलिज्म एण्ड मास कॉम जैसे पाठ्यक्रम के लिए आवेदन किया। ये सब किसी तरह के दबाव में नहीं किया, बल्कि मेरी ख़ुद की गहरी दिलचस्पी मीडिया-विज्ञापन पढ़ने में रही है। एक-एक करके सबके परिणाम आने शुरू हुए और पापा के परिचितों ने बताना शुरू किया कि आपका लड़का बहुत होनहार है, आईआईएमसी का रिटेन निकाल लेना कोई मामूली बात नहीं है, आप इसको जो मन करता है, करने दीजिए।

पापा उस वक़्त तो संतुष्ट हो गए लेकिन उन्होंने अपने आसपास स्थानीय समाचारपत्रों के पत्रकारों और इस पेशे से जुड़े लोगों की जो आर्थिक स्थिति देखी तो दिमाग़ में एक ही चीज़ खटकती कि ये लड़का ज़िंदगी भर तंगी में रहेगा और छोटी-छोटी चीज़ों के लिए परेशान होता रहेगा। पापा के लिए नोएडा फ़िल्म सिटी की चमकीली दुनिया और बहादुर शाह जफ़र मार्ग की वो ठसक कल्पना के बाहर की चीज़ थी जहाँ के चमकीले चेहरे, इसी पत्रकारिता के पेशे में रहकर, वो सब हासिल कर लेते हैं जो

बाक़ी के लोग पूरी ज़िंदगी झोंक भी दें, तो उसका एक कोना भी हासिल न कर सकें। लेकिन मन के भीतर साहित्य की एक कोमल दुनिया अभी ज्यों की त्यों बची हुई थी। मीडिया के किसी पाठ्यक्रम में नामाँकन लूँ, इससे पहले मैंने, आईआईएमसी का इंटरव्यू देने के बाद, अपने घर जमशेदपुर की वापसी का टिकट न लेकर राँची की टिकट ली और सीधे दिनेश्वर प्रसाद सर के पास पहुँचा। दिनेश्वर सर मेरे कभी शिक्षक नहीं रहे। उनसे मेरी मुलाक़ात फादर कामिल बुल्के शोध संस्थान में हुई थी। वो वहाँ फ़ादर कामिल बुल्के का अंग्रेजी-हिन्दी शब्दकोश अपडेट करने के लिए बैठा करते और साहित्य अकादमी की ओर से साहित्यकारों के जो मोनोग्राम प्रकाशित होते हैं, उस श्रृंखला में, डॉ कामिल बुल्के पर मोनोग्राम के सिलसिले में दिन-दिन-भर गर्दन झुकाकर काम करते रहते। एक समय वो राँची विश्वविद्यालय के बहुत ही समर्पित प्रोफ़ेसर और भाषाविद् हुआ करते। उन्होंने मेरी सारी बातें बहुत ध्यान से सुनीं और सिर्फ़ दो वाक्य कहा- विनीत! मीडिया पाठ्यक्रम में दाख़िला आप कभी भी ले सकते हो, अब ये दुनिया पहले जैसी रही नहीं, हो सकता है कि आप जिस मिज़ाज़ के हो, ये चमकीली दुनिया आपको रास न आए लेकिन अभी जो भीतर साहित्य की दुनिया बन रही है, उसे विस्तार दो।

मैं घर आया। दस-बारह दिन रहा। इस बीच और संस्थानों के परिणाम, सूचना और काग़ज़ात आते रहे, मैं बस देखकर रख लेता। घर से दिल्ली पहुँचा, तीन-चार दिन एक सीनियर के कमरे पर रुका और फिर सीधा हिन्दू कॉलेज में जाकर, एमए, हिन्दी साहित्य में दाख़िला ले लिया। दाख़िले में तक़रीबन 3500 रूपये लगे, मुख़र्जीनगर से एक टीशर्ट खरीदी, उसी रात पुरुषोत्तम एक्सप्रेस से वापस घर आ गया। कुल

चालीस हज़ार रूपये देकर पापा-भैया ने मुझे घर से भेजा था। 34000 हज़ार रूपये पापा के हाथ में रखते हुए कहा- अब हिन्दी साहित्य से एमए करूँगा। पापा ने पूछा- इसमें क्या फ्यूचर है? मैंने कहा- दो साल तक तो कुछ भी नहीं। आगे का पता नहीं। पापा का चेहरा एकदम से बुझ गया। वो मेरे इस फ़ैसले से इतने आहत हुए कि वापस दिल्ली लौटते हुए जब मैंने पैर छुए तो कोई जवाब तक न दिया। पापा बिल्कुल नहीं चाहते थे कि मैं किसी भी मोर्चे पर तंगी का जीवन जीऊँ, नौकरी के लिए धक्के खाऊँ, संघर्ष करूँ।

पापा की इस बेरूख़ी का मेरे ऊपर बहुत गहरा असर हुआ। घर में जो एक उत्साह का माहौल बना कि लड़का दिल्ली जाएगा, मीडिया की पढ़ाई करेगा, टीवी पर दिखेगा, लौटकर जब-जब घर आएगा, शहर के कार्यक्रमों का चीफ गेस्ट बनेगा...सब पर जैसे मैंने एक झटके में पानी फेर दिया हो। पूरे घर का ऐसा माहौल बन गया कि मैंने अपने भीतर पढ़ाई के लिए पैसे लेने का साहस खो दिया।

दिल्ली आते हुए भैया ने पूछा- कितने पैसे चाहिए विनीत? मैंने सपाट सा जवाब दिया- आपको जितना मन करे। तब माँ ने डांटा भी- बड़े भाई से ऐसे बात किया जाता है, पूछ रहा है शौक से तो बताना चाहिए न! मैंने तब भी नहीं बताया और भैया ने दस हज़ार बढ़ा दिए। मैंने चुपचाप रख लिए। माँ बहुत उदास हो गई। वापस अपने कमरे में गई और जैसे रेत की ढेर से कोई बच्चा जितनी मुट्ठी में रेत आ जाए, भर लेता है, वैसे ही नोट लेकर आई और जींस की जेब में डाल दिए। यह काम वो तब तक करती रही जब तक कि मैंने एक दिन बैंक स्टेटमेंट निकालकर नहीं दिखा दिया कि मेरा जेआरएफ है जिसका मतलब है कि हर महीने मुझे

चौदह हज़ार रूपये पढ़ाई-लिखाई के ही मिलते हैं। उसके बाद उसने मोटी रक़म तो देना बंद कर दिया लेकिन तब भी रास्ते के ख़र्च के लिए सौ-पचास-बीस के बहुत सारे नोट दिया करती।

हिन्दी साहित्य से एमए करने के दौरान पापा से संबंध, एकदम से सूख-सा गया। वो तब जाकर सामान्य हुआ जब उनके परिचित-रिश्तेदारों ने मेरे टीवी पर आने के बाद से फ़ोन करना शुरू किया- सदानंद बाबू! आपका लड़का तो देखते-देखते बहुत बड़ा आदमी बन गया। टीवी पर आता है और क्या धारा-प्रवाह बोलता है। उन्हें तब लगा कि मैं सचमुच कुछ बड़ा कर रहा हूँ जब सुबह-सुबह ही प्रभात ख़बर में तसवीर सहित आधे पन्ने का मेरा लेख देखा। अपने लड़के के प्रति वो स्नेह, वो लाड़ तब फूटकर आना शुरू हुआ जब तहलका में कॉलम आने लगा। वो पत्रिका घर के पास के स्टॉल पर न मिलने पर खोजने रेलवे स्टेशन तक चले जाया करते।

लेकिन इन सबके बीच एमए के दिन भावनात्मक तौर पर बहुत ही टूटन के दिन रहे। हॉस्टल मिलना तब मेरे लिए ऐसा हो गया कि हर-दूसरे दिन ख़याल आता कि क्या करूँ, ये कोर्स छोड़ दूँ? दिल्ली छोड़ दूँ? जैसे बाक़ी के छात्र महीने ख़त्म होने के तीन-चार दिन पहले से ही अकाउंट में पैसे आने का इंतज़ार किया करते, मेरे साथ ऐसा नहीं था। मैंने कोई अकाउंट ही न खुलवाया था कि उसमें कोई पैसे भेजे। पटेल चेस्ट के एक शेयरिंग कमरे में रहते हुए एक महीने निकल गए। उसी बिल्डिंग में चल रही पीसीओ पर भैया के फ़ोन आते और पूछते- पैसे हैं? मैं वाक्य पूरा होने से पहले ही कहता- हाँ, अभी है जबकि सच्चाई बिल्कुल अलग थी। मुझे पटेल चेस्ट के उस कमरे से बाहर निकलना था। उस छोटे से कमरे

में दो बिस्तर लगने की ठीक से जगह न थी। सप्ताहभर के भीतर साथ के लोगों ने हज़ार-पाँच सौ करके छ: हज़ार रूपये ले लिए जिन्हें लौटाने की कोई सूरत नज़र न आती। बाद में तो एक ने सीधा कह दिया- अरे यार! क्या तुम मुक्तिबोध और निराला जैसे महान लोगों की बातें पढ़ते हुए हज़ार-दो हज़ार के लिए मरे जा रहे हो, भूल जाओ उस पैसे को और करिअर पर फोकस करो।

मेरे लिए एक साथ तीन चुनौतियाँ थीं - सबसे पहला कि मुझे किसी भी हाल में अपने फ़ैसले को लेकर पापा के सामने ये प्रूव करना है कि मैं ग़लत नहीं हूँ। दूसरा कि मुझे अपनी पढ़ाई के लिए हर-हाल में कुछ करना होगा जिससे कि ख़र्चा निकल सके और तीसरा कि मैंने ग्रेजुएशन में जो 75.6 फ़ीसद नंबर हासिल किए हैं, वो मुझे बाँटी नहीं गई है, इसके पीछे मेरी दिन-रात की मेहनत है और मैंने बिना किसी मजबूरी के, पूरे मन और शौक से हिन्दी साहित्य को चुना है। ये तीसरी बात प्रूव करना इसलिए भी तब ज़रूरी लगा कि मुझसे ठीक नीचे की रैंक के छात्र को यह कहकर हॉस्टल दिया गया कि तुम्हारी रैंक वन तो है लेकिन बाहर से हो और ये तो डीयू का ही पढ़ा है, जबकि मेरिट में इन बातों का कोई मतलब नहीं था। बाद में अच्छे और मिलनसार लोग मिलते चले गए लेकिन तब डीयू में नम्बर्स का जो हाल था, मेरे लाए अंकों पर एकबारगी लोगों को यकीं न होता और मज़ाक-मज़ाक में साथ के ही लोग कह दिया करते- बेटा! यहाँ देखना, पास भी हो गए ठीक से तो समझो क़िला जीत लिए। ख़ैर...

मैं बाक़ी बातों से कटकर, रेगुलर क्लासेस और पढ़ाई में पूरी तरह रमने लगा। नोट्स बनाने लगा और वो किताबें खोजने लगा जिनके बारे में

प्रोफ़ेसर कक्षा में बताया करते। खाने के मोर्चे पर एक बार फिर राँची की आंटी के घर में रहनेवाले दिनों जैसे दिन लौट आए। रेगुलर टिफ़िन लेने का मतलब होता एक मोटी रक़म एक साथ देना जो कि तब कहाँ से आते? तो बस कभी समोसे, कभी कुलचे, कभी परांठे...जो दोस्त रेगुलर टिफ़िन मँगाते, वो बुलाने लग जाते और मैं उससे आधे-एक घंटे पहले ही ग़ायब हो जाता।

एक शाम उस पीजी में मुझे खोजते-खोजते एक शख़्स पहुँचे। मेरे भैया का नाम लिया, अपना परिचय दिया और नोटों का एक बंडल पकड़ाते हुए कहा- ये आपके भईया ने दिया है। तुम मेरा नंबर रख लो, मैं दिल्ली रेगुलर आता-जाता हूँ। कभी भी कोई दिक़्क़त हो, एकदम से कॉल करना। मुझे यह जानकर ही बहुत अच्छा लग रहा है कि तुम अपने घर से, इतनी दूर सिर्फ़ अपने मन की पढ़ाई करने आ गए। कभी हम भी तुम्हारी तरह सोचते थे ऐसा करना लेकिन हो नहीं पाया।

मैं ये पैसे नहीं लूँगा।

हाँ-हाँ, तुम्हारे भईया ने मुझे पहले से बता दिया है कि जिसके लिए मैं पैसे दे रहा हूँ, वो मेरा भाई नहीं, राजा हरिश्चन्द्र है, साफ़ मना कर देगा लेकिन तुम्हें ये काम करना है। ख़ैर, इसको छोड़ो, ये बताओ कि अभी क्या खाने का मन है- साढ़े सात तो बज गए?

पता नहीं।

कोई बात नहीं, हम पता करते हैं।

लच्छा पराँठा और दालमखनी। खाए हो कभी यहाँ?

नहीं।

अच्छा तो इसका मतलब है अभी तुम दिल्लीवाले हुए नहीं। चलो।

मैं साथ चला गया।

उन्हें डीयू नॉर्थ कैंपस-कमलानगर के वो सारे ठिकाने मालूम थे जहाँ मैं अभी तक नहीं गया था। रास्ते में बताया कि मैं आता रहा हूँ। कमलानगर के एक रेस्तराँ में ले गए जहाँ बाद में मैं भी जाने लगा। खाना ऑर्डर किया। प्लेट में सजी चीज़ें आयीं और हमदोनों खाने लगे। खाना ख़त्म होने के बाद कहा- मीठे में क्या लोगे?

कुछ नहीं।

तुम्हारे भईया ने ये भी कहा था कि मीठे में पूछोगे तो कहेगा- कुछ नहीं।

आपको मेरे भईया ने मेरे बारे में सबकुछ बता दिया है?

सबकुछ तो नहीं लेकिन कुछ-कुछ।

जैसे?

जैसे कि तुम बहस बहुत अच्छा करते हो। उस बहस के आगे किसी की नहीं सुनते। राँची में थे तो भाषण देने जाते रहते थे...यहाँ शुरू कर दिया?

अभी तो नहीं।

उन्होंने मीठे पर मेरे जवाब का इंतज़ार नहीं किया और ख़ुद ही दो गुलाबजामुन मँगवा लिए।

मैंने कहा था न कि कुछ नहीं।

अरे, ये तो हम दोस्ती में मँगवा लिए।

मैं खाने लगा।

बाहर निकलने के बाद कहा कि अब मैं तुम्हें पटेल चेस्ट तक छोड़ देता हूँ, वहाँ से मैं निकल जाऊँगा।

रास्ते में उनके भीतर मेरे भईया की आत्मा प्रवेश करना शुरू हुई-

देखो विनीत! मैं तुमसे पहली बार मिला हूँ। मुझे बहुत तो नहीं पता लेकिन मिलकर इतना ज़रूर लगा कि तुम लाइफ़ में कुछ करोगे। इस करने में तुम्हारे पापा, मम्मी, भाई-बहन... सबको ख़ुशी होगी। अब तो हमको भी... लेकिन किसी को नाराज़ करके क्या करना?

मैंने नाराज़ किया?

नहीं, नहीं। अभी तक तो नहीं लेकिन अब ये पैसे तुम नहीं लोगे तो भईया को तो बुरा लगेगा ही न! इसे रख लो और एक बात कहूँ- मैं तुम्हें तो नहीं, तुम्हारे भईया को जानता हूँ, उनके सोचने और रहने के तरीक़े को भी। तुम जहाँ रह रहे हो, उसे छोड़ दो... अपना अलग से कमरा लो, ख़ूब मन से पढ़ो और बाहर का खा-खाकर देह ख़राब मत करो। भईया बता रहे थे कि तुम राँची में एक से एक चीज़ बनाया करते थे... दिल्ली में क्यों नहीं? सेट करने के लिए मैं ही रूक जाता लेकिन मेरी कल की लौटने की टिकट है।

पटेल चेस्ट का A4 आ गया। मैं ऑटो से उतरा। थैंक्यू कहा और उन्होंने नोटो की गड्डी बढ़ा दी। मैंने चुपचाप रख ली। ऑटो मुड़ा और वो

हवा में हाथ लहराते हुए कहते गए- अगली बार आया तो चाय तुम्हारे किचन में पिऊँगा।

एक-डेढ़ महीने बाद मैं कमलानगर के एक कमरे में हूँ जिसकी छत बहुत नीचे है तो सामान्य कमरे से किराया भी तीन सौ रूपये कम है। एक कोने में दाल-चावल-चीनी-चायपत्ती के डब्बे सब सजा लिए हैं, बस चूल्हे की कमी है। मैं अपने दोस्त को चिठ्ठी लिखता हूँ-

डियर विपक्षी मित्र...!

दिल्ली में एक नई ज़िंदगी हो रही है जिसका बड़ा हिस्सा राँची जैसा ही है। कल रात मुझे डिबेट कॉम्पटिशन में 1200 रूपये मिले हैं। मैं हिन्दू कॉलेज से ग्रेजुएट नहीं हूँ तो मुझे तीसरी टीम में रखा गया। जिसका मतलब है कि पहले की दो टीमें नहीं जा सकेंगी तो मुझे भेजा जाएगा। संयोग बना और तीसरी टीम के नाते, मैं और मेरा एक जूनियर जिससे कि थोड़ी-थोड़ी दोस्ती होने लगी - किरोड़ीमल कॉलेज में भाग लिया और 2500 रूपये हमारी टीम को मिले। यहाँ डिबेट के पैसे बहुत हैं। इतने कि मुझे लगता है, मेरा इसी से ख़र्चा निकल जाएगा। ट्यूशन पढ़ाने या ऐसा कोई दूसरा काम करने की ज़रूरत नहीं पड़ेगी। फ़िलहाल मैंने इस पैसे से एक कूकर, कुछ डब्बे और खाने-पीने की चीज़ें खरीद ली हैं। नीचे जो रहते हैं, उनके भैया का यूपीएससी में हो गया है तो अपना बड़ा सिलेंडर और दो बर्नरवाला चूल्हा अपने भाई को दे गए हैं। वो अपना चार किलोवाला-सिंगल बर्नर का चूल्हा तीन सौ रूपये में बेच रहे हैं तो मैं खरीद ले रहा हूँ। तुम तो मुझे गरियाते रहते थे न कि स्साला! हमेशा बहसबाज़ी में लगा रहता है...देख! इसी बहस से मेरी रसोई आबाद होने

जा रही है। आज पटेल चेस्ट के वो साथ के लोग और हिन्दू कॉलेज के दो बैचमेट सब चाय पीने आएँगे, नीचे से चूल्हा ले आता हूँ। तुमने तीन साल की दोस्ती में एक बार भी साथ चाय न पी और यहाँ दोस्ती की पहली शर्त है- चाय।

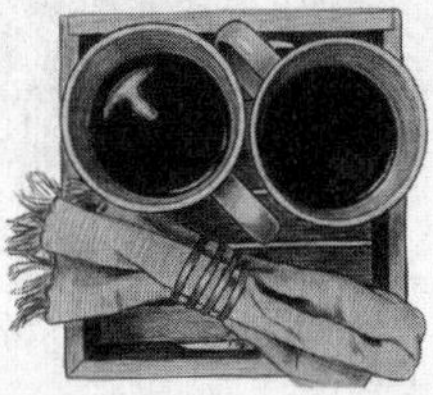

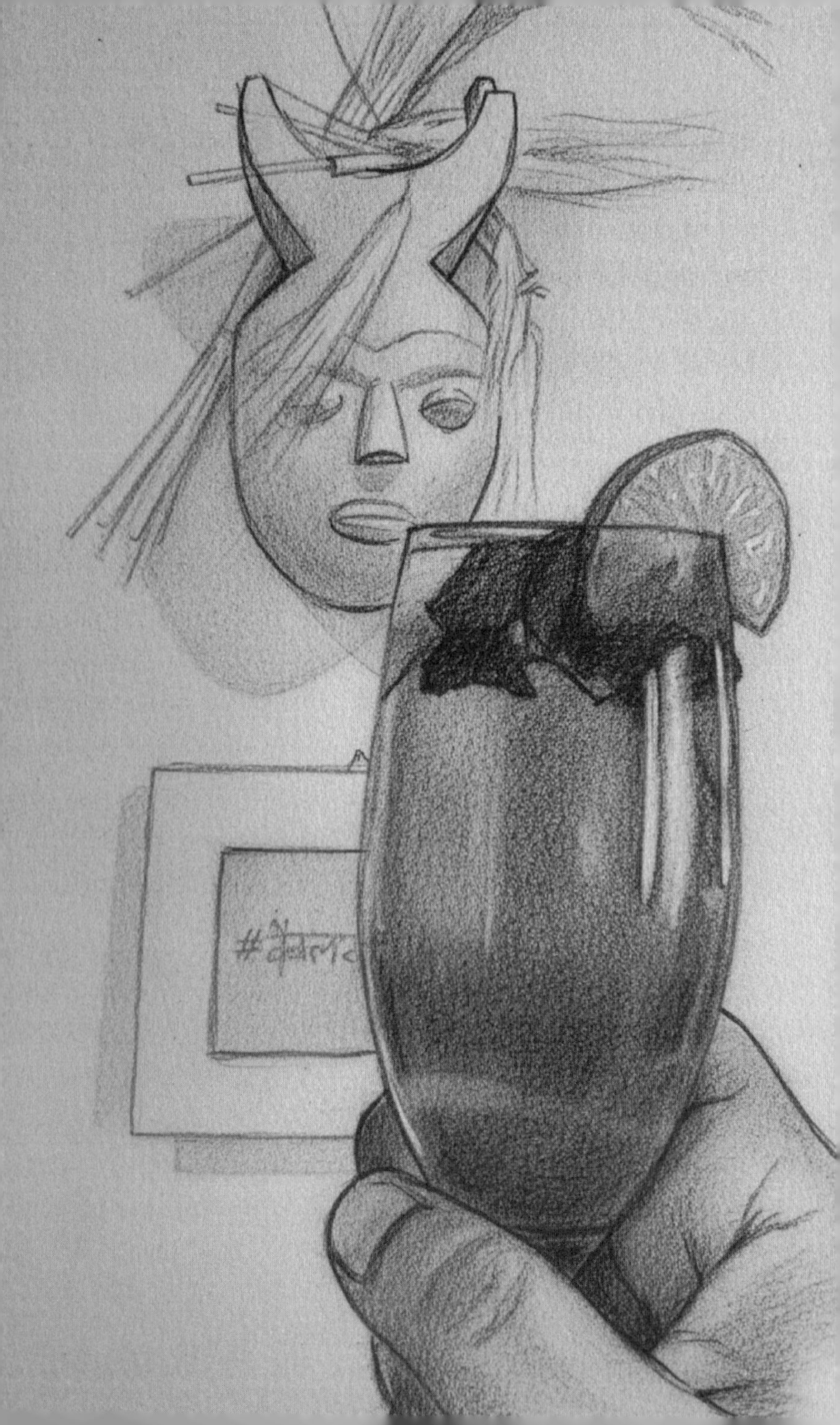

8

किचन की भी इन्टर्नशिप होती है

सात महीने की जद्दोजहद के बाद मुझे हॉस्टल मिल गया। इसके लिए मुझसे कहीं ज़्यादा कोशिश मेरे एक बैचमेट ने की। मैं तो बस एक हॉस्टल से दूसरे हॉस्टल के ऑफ़िस जाकर पूछता रहता कि दूसरी लिस्ट कब आई, क्या संभावना है...जैसी औपचारिक बातें पता करता... लेकिन मेरे उस बैचमेट को यह बात चुभ गई थी कि पूरे बैच में रैंक वन होने पर भी हॉस्टल नहीं मिला। उसने इस बात को दिल पर ले लिया। एक बार जब मेरे कमलानगर के, सिर से छत छूते कमरे में आया तो उसके बाद बोल पड़ा- अब तुमको यहाँ नहीं रहना है। कुछ न कुछ तो करना पड़ेगा। उस कुछ में उसने जो किया, उससे एकदम आख़िरी में, जबकि सत्र ख़त्म होने के कुछ ही महीने बचे थे, हॉस्टल मिल गया। एकबारगी तो मुझे यकीं ही नहीं हुआ कि मुझे हॉस्टल मिल गया है। कई बार अपना नाम और कोर्स चेक किया, बैचमेट ने कहा- स्साले! तू जान-बूझकर नौटंकी कर रहा है कि ग्वॉयर हॉल कैंटीन बंद हो जाए

और तू हमें मीठे-समोसे न खिला सके। अब चल, हो गया तेरा...कल आकर फ़ीस जमा कर देना। चंद महीने की मुलाक़ात के बीच मेरा वो बैचमेट मुझ पर जिस अंदाज़ में अधिकार जमाता, मुझे अच्छा लगता। उसकी आँखों में मेरे हॉस्टल मिलने की जो चमक देखी, उन आँखों में तैरती ख़ुशी को पनियाते हुए देखा, वो मेरे भीतर, ऑरिजिनल डॉक्यूमेंट के तौर पर दिमाग़ में डिजी लॉक की तरह सुरक्षित हो गई।

ग्वायर हॉल में पंडितजी के मीठे-समोसे खाने के बाद चलते हुए बैचमेट ने बस इतना कहा- ये हॉस्टल मिलनेवाली बात अपनी तरफ़ से किसी को मत बताना। धीरे-धीरे अपने आप ही लोगों को पता चल जाएगा। तुम्हें अभी लग रहा होगा कि हॉस्टल मिल गया है, खाना बनाने, चूल्हा-चौका करने से मुक्ति मिल गई तो पढ़ने का ख़ूब समय मिलेगा लेकिन हॉस्टल में रहकर सबकी पढ़ाई होती ही हो, ये ज़रूरी नहीं। बाक़ी तो तुम ख़ुद भी समझदार हो ।

ठीक... लेकिन कल तो तुम मेरे साथ रहोगे न। मैं चाहता हूँ जब एडमिशन लूँ तो तुम साथ रहो। पहली बार में मेस में तुम्हारे साथ ही लंच करूँ।

नहीं। कल मुझे बनारस निकलना होगा। मैं कई दिनों से टाल रहा था कि ये लिस्ट आ जाए। आख़िरी समय में भी कई बार लोग गड़बड़ कर देते हैं। अब आ गई है तो कुछ नहीं होगा।

तुम मेरे हॉस्टल के लिए इतना लगे रहे और तुम ही नहीं रहोगे? कल के बाद चले जाना न!

देखो दोस्त, मैंने तुम्हारे लिए कुछ भी नहीं किया। जो किया, अपने लिए किया। अपने भीतर की बेचैनी कम करने के लिए किया। एक समय

मैंने बहुत कोशिश की, तुम्हारी तरह रैंक होल्डर होना चाहा लेकिन कुछ परिस्थितियों ने साथ न दिया और कुछ मन स्थिर न हो सका। मैंने तुम्हें एक-दो बार इतना परेशान देखा कि लगा तुम आज ही रात घर लौट जाओगे, कई लोग लौट जाते हैं। मैं नहीं चाहता था कि तुम भी ऐसा करो। तुम दिल्ली से लौटने के लिए नहीं, यहाँ टिके रहने के लिए अपना घर, अपनी माँ, शहर... सब छोड़कर आए हो। बनारस से लौटकर आते हैं तो मिलते हैं न आराम से, अब तो हॉस्टल भी अपना है, कमरा भी अपना है। कल के लिए ऑल द बेस्ट।

डीयू में एडमिशन मिलने के दौरान जहाँ कुछ अलग से महसूस नहीं हुआ था, बैचमेट के रुकने से मना करने के बावजूद, हॉस्टल मिलने पर दिमाग़ी तौर पर इत्मिनान महसूस हो रहा था और हॉस्टल मिलने पर लगा कि कोई चीज़ बड़ी मुश्किल से मिली है। कमलानगर के कमरे में मेरे साथ कुछ दिनों से मेरे डिबेट पार्टनर के भैया रह रहे थे। हिन्दू कॉलेज हॉस्टल में गेस्ट बेसिस पर एक-दो दिन से ज़्यादा रह नहीं सकते थे तो मैंने ही कहा था- भैया, आप मेरे साथ आ जाइए। उस वक़्त तो मुझे भी ठीक-ठीक पता नहीं था कि वो दिल्ली क्यों आए हैं और दिन-दिन-भर कहाँ ग़ायब रहते हैं, रात को उनका चेहरा इतना उतरा क्यों होता है? कमरे पर पहुँचने के थोड़ी देर बाद वो आ गए तो मैंने एकदम से हुलसकर कहा- चलिए भैया! पहले हमलोग बाहर कुछ पसंद की चीज़ खाते हैं, उसके बाद मैं आपको अपने हाथ से आख़िरी डिनर बनाकर खिलाता हूँ।

भैया जिस तरह से मुझे हॉस्टल के लिए परेशान देख रहे थे, मेरे इतना बोलते ही एकदम से कहा- हॉस्टल मिल गया क्या?

क्यों, आख़िरी डिनर तब भी तो हो सकता है कि मैं दिल्ली छोड़ दूँ?

आप दिल्ली छोड़ेंगे सर? आप जैसे लोग जिस दिन दिल्ली छोड़कर घर लौटने लगे तो लोगों का दिल्ली आकर पढ़ने का सपना ही टूट जाएगा। सच बताइए, हॉस्टल मिल गया न!

हाँ भैया। आज ही लिस्ट आई है। दिन-भर की थकान के बीच उनके चेहरे पर एकदम ख़ुशी छा गई।

अरे वाह! ये हुई न बात सर। आज आप नहीं, हम खिलाएँगे। चलिए, चलते हैं।

न,न। खिलाऊँगा तो मैं ही, आप बस ये बताइए कि अभी चलना है या फिर कपड़े बदलेंगे?

कपड़ा नहीं बदलेंगे, क्या पता तब मन बदल जाए!

हमदोनों ने एक साथ ठहाके लगाए और इस बीच मेरा हाथ अपने आप ताला-चाबी की ओर बढ़ गया।

भैया के लिए अच्छा खाने का मतलब तय था- समोसे-जलेबी। कमलानगर में दीपक स्टूडियो वाली सड़क पर मिठाई की एक दूकान हुआ करती, अभी भी होगी- बृजबासी। ये हम डीयू के छात्रों के लिए पटेल चेस्ट के समोसे-जलेबी के रेगुलर समोसे से अलग, ख़ास मौक़े की जगह होती। कुछ के लिए तो इतनी ख़ास कि मज़ाक तक किया करते- सगाई के लड्डू यहीं से ऑर्डर किए जाएँगे। इस वाक्य के ख़त्म होने के पहले ही कोई जोड़ता- पहले यूपीएससी तो क्रैक कर लो बेटाजी। सगाई तो जब की जब हो ही जानी है...

हम वहीं पहुँचे।

देर हो जाने से खस्ता कचौड़ी ने समोसे को रिप्लेस कर दिया था और बची-खुची जलेबी की हालत देखकर सफ़ेद रसगुल्ला खाना ही बेहतर विकल्प लगा। तब हमें खस्ता कचौड़ी का चस्का लगा नहीं था सो हमने श्रद्धापूर्वक हाथ जोड़ लिए...और वैसे भी आज ख़ूब मन से रात का खाना बनाने का तय किया हुआ था तो ये अगड़म-बगड़म सब खाकर पेट भरना चाह नहीं रहा था। समोसे की बात कुछ और है।

लौटते हुए हमने भरपूर सब्जी ली। एक किलो मटर, आधा किलो टमाटर, फूलगोभी, धनिया पत्ती, प्याज, नींबू। मटर अब कुछ ही दिनों का मेहमान है, दाने पक जाएँगे तो मिठास चली जाएगी, सिर्फ़ मटर और बारीक़ फूलगोभी की सब्ज़ी बनाई जाएगी। कमरे पर पहुँचकर अब बस यही एक काम करना है कि ख़ूब अच्छे से रात का खाना तैयार करना। खाने में सब्ज़ी तो मैंने सोच ली है सर, आप रोटी या चावल खाएँगे?

न रोटी बनेगी, न चावल। आज तो पूड़ी बनाई जाए। लाइए हम ट्राय करते हैं सर!

अरे नहीं, नहीं। आप क्या ट्राय करेंगे, मैंने तो वैसे ही पूछा। पूरी ही बनाते हैं।

रोज़ के मुक़ाबले उस रात खाना बनाने-खाने में बहुत ज़्यादा देर हो गई। दिमाग़ अगले दिन उठकर नाश्ते के लिए कुछ करने और फिर लंच के बारे में सोचने में फँसा नहीं था। सबकुछ बहुत साफ़ था कि सुबह चाय के साथ ब्रेड के साथ काम हो जाएगा और लंच तो हॉस्टल में शुरू हो ही जाएगा। खाना बनाते हुए पुरानी सारी बातें, सारे प्रसंग एकदम से

रील की तरह घूमने लगे। ज़िद करके पढ़ाई के लिए पहले राँची जाना, ग्रेजुएशन के बाद थोड़े दिन घर में रहकर तैयारी करना और फिर उसी उत्साह के साथ एमए के लिए दिल्ली आ जाना। करिअर को लेकर अलग से कोई सपना नहीं। न यूपीएसी, न रेलवे-बैंकिंग-एसएससी... कुछ भी नहीं। बस जमकर पढ़ना है। इस पढ़ाई से बेहतर साहित्यकार-पत्रकार बनना है। इस बेहतर की कोई परिभाषा नहीं... मैं अपने ही जीवन के गुज़र चुके हिस्से में इतना खो गया कि मुझे इस बात का होश तक नहीं रहा कि जिस पूरी के बनाने की बात मैंने की, आटा गूंथने के बाद मैंने कुछ किया ही नहीं। बस मैं कुछ-कुछ करता रहा लेकिन उस कुछ-कुछ में पूरियाँ बेलना, छानना और प्लेट में लगाना शामिल नहीं था।

आपके साथ कितना अच्छा है न सर कि आप अपनी दुनिया में एकदम से ऐसे खो जाते हैं कि बाहर की दुनिया के शोर-शराबे का आप पर कुछ असर ही नहीं होता। मेरे साथ ऐसा नहीं होता है। मैं एकदम से परेशान हो जाता हूँ।

ऐसा क्यों कह रहे हैं भईया आप?

नहीं, वैसे तो हमलोग सिर्फ़ रात में थोड़ी देर बात करते हैं, साथ खाना खाते हैं और सो जाते हैं लेकिन आज मैंने महसूस किया कि आप खाना बना रहे थे, बीच-बीच में हमसे बात भी कर रहे थे लेकिन तब मुभी अपनी ही दुनिया में थे। इतने रमे हुए कि पूड़ी का आटा गूंथने के बाद आपको लगा कि सारा काम हो गया।

अच्छा!

पता है, आपने उसके बाद क्या किया था?

क्या?

आपने आटे को गूंथने के बाद ढँककर रख दिया था और सलाद काटने लग गए थे। मैं समझ गया और एक तरफ़ पूरी बेलने और फिर तलने लग गया।

उस कमरे में इतनी जगह नहीं थी कि दो लोगों के साईज़ की बेड लगाई जाए और एक तरफ़ खाना भी बनाया जा सके। खाना बन जाने के बाद हम सारी चीज़ें पुराने ज़माने के हिसाब से बने चौड़े आले पर रख देते और पूरा फ़र्श ख़ाली हो जाता। गैस-स्टोव को कमरे के बाहर बालकनी में रख देता जो कि क़ायदे से बालकनी न होकर संकरी सी गली थी।

खा-पीकर हम सोने जा ही रहे थे कि भैया के चेहरे की रंगत बदलने लगी और जो चहक शाम को एकदम से दिखी वो ग़ायब ही हो गई। मैं थोड़ी देर उन्हें यूँ देखते रहा कि उन्होंने कहा- अब मेरा स्ट्रगल बढ़ जाएगा।

मतलब भैया?

मतलब ये कि या तो ये कमरा हमको कन्टिन्यू करना पड़ेगा या फिर छोड़ना पड़ेगा। आप चले जाएँगे तब तो यही दो रास्ते हैं।

आप दिल्ली में लंबा रहेंगे? मेरा मतलब है कि आपको यहीं रहना है?

हाँ सर। हम दिल्ली घूमने नहीं आए हैं। कुछ काम –धाम देखने आए हैं। आपसे अभी तक हँसते-बोलते-बतियाते निकल गया। दिन-भर इस शहर का एक्सपीरियंस सही नहीं रहता है तब भी मन में ये रहता है कि शाम को तो सर मिलेंगे ही। देखिए न, थोड़ी ही दूर पर ही तो विष्णु रहता

है न हॉस्टल में, आपके साथ रहने से हम कहाँ जा पाते हैं! हमको लगता ही नहीं है कि हम भाई के अलावा किसी और के साथ रह रहे हैं। वो रौ में बोलते चले गए और मैं एकटक देखता रहा, सुनता रहा। आख़िर यादों की रीलें मेरे ही भीतर अकेले तो बनती नहीं, कितना कुछ जमा था उनके भीतर। बाहर दिखने-होने से बहुत-बहुत ज़्यादा।

इतना बोलते ही वो फफक पड़े। कमरे का माहौल एकदम से बदल गया। मुझे उस वक़्त बिल्कुल समझ नहीं आया कि क्या बोलूँ...थोड़ी देर तक नीरव शांति बनी रही कि मैंने कहा- गोली मारिए हॉस्टल को भैया। हमदोनों यहीं रहेंगे। यहीं से देखिएगा, एक दिन टीवी पर नज़र आने लगेंगे। कितनी हैरानी होगी सबको कि टीवी पर दिखने वाला ये लड़का यहाँ रहता है।

वो मुझे निर्विकार भाव से देखते रहे। दिल्ली में बीस-पच्चीस दिन रहते हुए, हॉस्टल-कैंपस की पॉलिटिक्स समझते हुए इतना उन्हें भी अंदाज़ा लग गया था कि हॉस्टल मिलना जितना मुश्किल है, मिलने पर छोड़ देने का फैसला... उससे कहीं ज़्यादा मुश्किल। उस नीरव शांति के बीच कब, किसने कमरे की बत्ती बंद की और कौन पहली बार गहरी नींद में सो गया, नहीं मालूम लेकिन सुबह जब मेरी आँखें खुली तो भैया में रोज़ के मुक़ाबले कहीं ज़्यादा तत्परता और फुर्ती दिखी। चलिए सर, उठकर फटाफट मुँह-हाथ धोइए तो... पहले जरा चाय-पानी हो जाए एक राउंड तब नास्ते का देखा जाएगा।

मैं उनके इस अंदाज़ पर हैरान था। रोज़ सुबह एक बार मन होता कि कहूँ- उठिए भैया, सुबह हो गई लेकिन लगता कि दिन-भर पता नहीं, कहाँ-कहाँ गए होंगे, थककर सोए हैं तो इस तरह उठाने से नींद अधूरी

रह जाएगी और क्या पता मन में ये ख़याल आ जाए कि अपना कमरा होता तो थोड़े ही न कोई इस तरह उठाता...लेकिन आज क्रम एकदम से बदल गया। मुझे अच्छा लगा।

हमलोगों का कॉमन वॉशरूम नीचे था। पन्द्रह मिनट बाद जाकर वापस आया तो चाय कप में छानते हुए फ़रमान जारी करने के अंदाज़ में उन्होंने कहा- आपको हॉस्टल छोड़ने की ज़रूरत नहीं है सर। डीयू का हॉस्टल मिलने पर कोई छोड़ता है। आप अभी चाय पिएँगे, तैयार होंगे, नस्ता करेंगे और सीधे हॉस्टल में एडमिशन लेने जाएँगे।

और आप?

इस महीना तक तो है न ये कमरा?

बिल्कुल है भैया। मैं मकान-मालिक को बता भी दूँगा, आपसे मिलवा भी दूँगा। बाक़ी बहुत कुछ तो नहीं लेकिन एक-दो के लायक खाना बनाने की चीज़ें तो हैं ही। मैं सब वैसा ही रखकर जाऊँगा, बीच-बीच में आता-जाता रहूँगा, आपकी हाथ की चाय शरीर में जाती रहनी चाहिए।

हॉस्टल मिलने की निश्चिंतता ने दिल स्वभाव से कहीं ज़्यादा बड़ा कर दिया था। मुझे अपने साथ कुछ भी ले जाना ठीक नहीं लगा। एक तो न इसकी ज़रूरत थी और न ही जिन डिबेट-भाषण प्रतियोगिताओं से मिले पैसे से एक-एक चीज़ जोड़ी थी, उन्हें हज़ार-पाँच सौ में निपटाने का मन था। गैस स्टोव को लेकर ज़रूर कहा था कि कभी ज़रूरत पड़ी तो इसे ले जाऊँगा भैया, वो भी अभी नहीं।

कमलानगर का वो कमरा जो दिल्ली में ख़ुद की कोशिश से किराये पर लिया गया मेरा पहला कमरा था, जिसके छोटे से आकार के बीच मेर

होने के वज़ूद जमने शुरू हुए थे, एकदम से वीरान हो गया। रसोई ही जब ज़िंदगी से माइनस हो गई तो वो चीज़ें भी अपनी कहाँ रहीं? गद्दे के बीच सारी किताबें आ गयीं और बड़े से काले बैग और ग्रे कलर की वीआईपी सूटकेस में सारे कपड़े। कपड़े-जूते-बेडशीट...इन सबकी संख्या को अभी विस्तार मिलता ही कि ज़िंदगी एक नए बिन्दु के मिलान पर आकर खड़ी गई।

...तो शाम में तो आप अब यहाँ आएँगे नहीं सर!

नहीं, अब आप शाम को लौटने पर मेरे यहाँ आएँगे, साथ रात का खाना खाएँगे।

उस साथ कहने में भी एक अतिरिक्त कोशिश थी जिसे मैं भी महसूस कर रहा था और वो भी। आगे के सारे वाक्य जैसे व्याकरण के नियमों से बंधकर नहीं बल्कि रद्दी-पेपर से अलग-अलग, कतरनें निकालकर चिपकाए गए हों। अब जो कुछ बचा था वो हमदोनों के मन पर टिका था कि अपने छोटे भाई और मेरे जूनियर के हिसाब से वो मुझे सर कहते आए और मैं अपने जूनियर दोस्त के बड़े भैया होने के कारण भैया...एक ऐसा संबंध जिसके बीच वो मेरा जूनियर दोस्त कहीं नहीं था। इसलिए जब उन्होंने कहा कि रात में जोश-जोश में आपसे जो कुछ बोल गए, वो सब विष्णु से मत शेयर कीजिएगा तो लगा कि इसमें जब वो है ही नहीं तो बताना क्या! उम्र और अनुभव ने उन्हें मुझसे कहीं ज़्यादा गहरा बना दिया था।

भैया का न तो मैं सीनियर था और न ख़ुद भैया के पास उस भाई जैसा हक़ कि हाथ पकड़कर रोक लें- तुम्हें यहाँ से कहीं नहीं जाना है।

जिस सिचुएशनशिप को आज प्रणय संबंध तक महदूद करके देखा जाने लगा है, जोड़कर देखा जाए तो इस एक शब्द का दायरा कितना बड़ा हुआ करता कि भाई के हिस्से की साझेदारी में थोड़े वक़्त के लिए एक अंजान व्यक्ति समा जाए। शहर में नज़दीकियाँ इस अंदाज़ में भी बनती हैं और संबोधन के रिश्ते एक समय के बाद इस तरह से बिला जाते हैं।

इसकी शुरूआत हो चुकी थी।

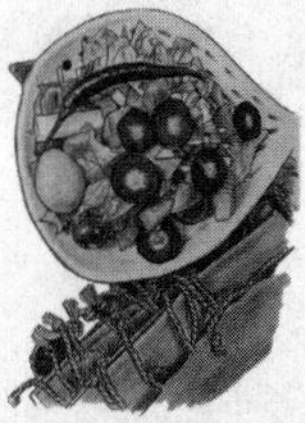

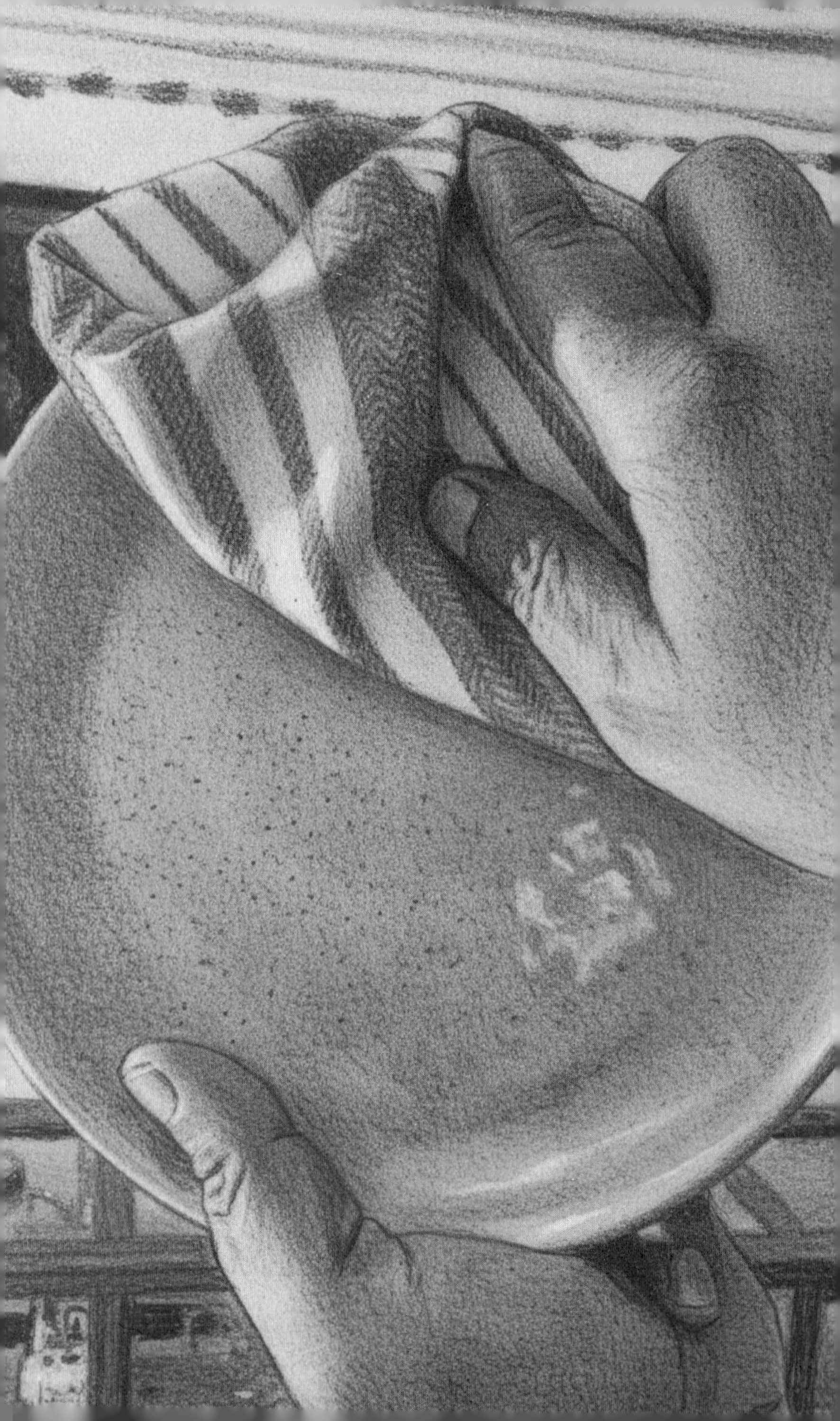

9

हॉस्टल की प्लेटें, पॉलिटिक्स बतियाती हैं

हॉस्टल और मेस की रसीद मेरे हाथ में है। रसीद पर कमरा संख्या लिखा है और मेस पर तारीख़ जिसका मतलब है कि अगले घंटे-सवा घंटे बाद लंच शुरू होगा तो मैं खाना खा सकता हूँ। एडमिशन मिल जाने के बाद मैं पहाड़ीनुमा लॉन के एक पत्थर पर बैठकर यूँ ही कुछ पढ़ने लग जाता हूँ। तब तक हमारे हाथ मोबाईल आया नहीं था और न ही उसकी ज़रूरत महसूस हुई।

अचानक एक आकृति सामने खड़ी नज़र आई जिसकी परछाई सीधे मेरे ऊपर पड़ रही थी। मैंने सिर उठाया तो उस वर्दीधारी व्यक्ति ने कहा- लंच शुरू हो गया सर, कर लीजिए।

अच्छा!

मैं चलने लगा तो उन्होंने अपना नाम बताया और कहा कि रिसेप्शन पर सात-साढ़े सात तक हम ही रहेंगे। आप लैंडलाइन नंबर घर पर दे दीजिएगा, आपका फ़ोन आएगा तो हम आवाज़ लगा देंगे।

मैंने उनका शुक्रिया अदा किया, मेस के अंदर गया, काउंटर पर कमरा संख्या बताया, रसीद दिखाई और पहली बार बिना कूपन कटाए सीधे थाली उठा ली। मेस का नियम था कि एक बार आप ख़ुद से सारी चीज़ें उठाकर लो। उसके बाद जो चीज़ चाहिए, मेस के सहयोगी आपकी प्लेट में रख जाएँगे। लोग आते गए, बैठते गए। उनके बैठने और बाद में मेस सहयोगी के बुलाने के अंदाज़ से समझ आ गया कि ये पुराने हैं, सीनियर हैं। इस बीच एक-दो ऐसे भी आए जो आकर बैठ गए और मेस के सहयोगी ने उनकी प्लेट सजाकर उनके सामने लगा दी। पहले से बनी ऑमलेट के बजाए थोड़ा और क़ायदे से प्याज-मसाले डालकर सर्व किया। मेरे लिए यह अलग अनुभव रहा।

बाद में जब देखा कि ऐसा नियमित होता है तो मुझे जानने की इच्छा हुई कि ये कौन हैं? ये तो हॉस्टल प्रेसिडेंट भी नहीं है और न ही मेस सेक्रेटरी? पता चला कि ये बाबा हैं। बाबा मतलब ऐसा हॉस्टलर जो ख़ुद चुनाव नहीं लड़ते, कोई पोस्ट होल्ड नहीं करते लेकिन चुनाव में कैंडिडेट कौन होगा, वो कैसे जीतेगा, क्या रणनीति होगी, सब ये तय करते हैं। हॉस्टल में रहते हुए धीरे-धीरे ये शब्द इतना कॉमन और विशिष्ट होता गया कि आपस में जहाँ कोई अपने मन की करता, लोग मुहावरे की तरह प्रयोग करते- तुम बनेगा मेरे सामने बाबा? और विशिष्ट इस अर्थ में कि कैंपस के दूसरे हॉस्टल में कौन-कौन बाबा हैं, प्रेसिडेंट से कहीं ज़्यादा उनकी चर्चा होती।

ख़ैर, धीरे-धीरे हॉस्टल की दुनिया में रमने लगा। दो चीज़ों में मेरी दिलचस्पी बनने लगी- एक तो ये कि सब्ज़ी कैसे बनती है कि अलग-अलग होने पर भी सबका स्वाद एक सा होता है? मतलब मटर पनीर और शाही पनीर के स्वाद में कोई फ़र्क़ ही नहीं होता और दूसरा कि मेस

में उस्तादजी जो खाना बनाते, मैं ये जानना चाहता था कि ऐसी कौन सी ऊर्जा आपके भीतर होती है कि अपने तीन-चार सहयोगियों के साथ मिलकर तीनों वक़्त इतनी सारी चीज़ें बना लेते हैं?

दसवीं तक जब तक घर में रहा और ग्रेजुएशन की पढ़ाई पूरी होने के बाद कुछ महीने वापस घर में बिताए, मैंने ग़ौर किया कि माँ और बाद में भाभी, सबसे ज़्यादा चीज़ें दोपहर के खाने में बनाती हैं। दाल-चावल के साथ एक सूखी सब्ज़ी, एक भुजिया, एक तरीवाली सब्ज़ी। इतनी तो होगी ही। साथ में मौसम के हिसाब से कोई न कोई चटनी, साग, पापड़, दही के अलग-अलग रायता भी। अचार-सैलेड जो खाना चाहे, उसकी प्लेट में आ जाते। लेकिन इतनी सारी चीज़ें रात के खाने में नहीं बनती। एक सब्ज़ी, दूध से बनी कोई चीज़ जैसे खीर, सिवई, लपसी, रबड़ी, फूलगोभी या लौकी की खीर, गाजर का गाढ़े दूधवाला हलवा और रोटी। रात के खाने में साल में दो या तीन दिन ही होते कि चावल बनता और उसके साथ चने की दाल।

एक तो दीपावली की सफ़ाई हो जाने के बाद, धनतेरस के पहले और दो दिन जब बहुत सारी चीज़ें बनाकर अगले दिन बासी खाने का त्यौहार होता तब। बाक़ी के दिनों में सिर्फ़ रोटी। दोपहर की कोई चीज़ बचती नहीं, किसी ने चावल नहीं खाया तो कड़ाही गर्म करके माँ एक चम्मच सरसों तेल डालती। लाल मिर्च का एक टुकड़ा, जीरा और कटे प्याज के साथ गुलाबी होने तक भूनने के बाद थोड़ी सी हल्दी डालती। दो मिनट के लिए ढँकती और फिर चावल डालकर एक मिनट के लिए मिला लेती। इसे हम भुना हुआ भात कहते। जाड़े के दिनों में मटर भी डाल देती। इस पर हम बच्चे मार करने लग जाते। बेसन की या कोपल के पत्ते की सब्ज़ी बनाती तो ख़ासतौर पर मेरे लिए बचाकर रखती। लेकिन रात में दो सब्ज़ी, चटनी, सैलेड...जैसी कोई चौथी चीज़ नहीं होती।

ये ज़रूर है कि सात दिन का नाश्ता अलग-अलग होता लेकिन इसी तरह बहुत कम चीज़ें होतीं। चीला और चने दाल की चटनी या जीरमानी। चने की घुघनी और प्लेन परांठे, सूजी का उपमा, सरसों तेल में तली हुई सत्तू की लिट्टी और टमाटर की चटनी, मटर की कचौड़ी, आलू परांठे और ईमली की मीठी चटनी, मकुनी और बैंगन का भर्ता... लेकिन हॉस्टल में तो नाश्ते में भी बहुत सारी चीज़ें होतीं। जैसे किसी होटल में बूफे में एक साथ कई सेटअप के ब्रेकफास्ट, ठीक उसी तरह। जिस दिन ब्रेड-बटर है तो साथ में वेज कटलेट, ऑमलेट, दलिया, जैम, टोमेटो केचअप, दूध, चाय-कॉफ़ी, उबले अंडे भी। रात के खाने में मटर पनीर है तो साथ में स्वीट डिश, अचार, सैलेड, चटनी, नॉन-वेज में मटन। रोटी के साथ सिंपल चावल नहीं, जीरा राइस या फिर प्रॉपर पुलाव। सातों दिन स्वीट डिश अनिवार्य और सप्ताह में चार दिन नॉन-वेज तो बदले में पनीर की चार अलग-अलग तरह की सब्ज़ी। ये चार दिन नॉन-वेज और बदले में पनीर की सब्ज़ी को लेकर अलग हंगामा होता जिस पर आगे आता हूँ, पहले जो बात मेरे मन में डायनिंग टेबल पर बैठकर आती रहती, वो साझा करता हूँ।

धीरे-धीरे जब मेरा परिचय लोगों से होने लगा और थोड़ी दोस्ती भी होने लगी तो मैं पूछता- एक बात पूछूँ? तुम्हारे घर पूरे दिन सचमुच इतना कुछ खाने को बनता है? समय-समय पर मैंने जितने भी लोगों से बात की, एक ने भी नहीं कहा कि हाँ, मैं ग्रेजुएशन तक इतनी सारी चीज़ें खाकर आया हूँ। देश के अलग-अलग राज्यों से आए, मास्टर से लेकर पीएचडी लेबल तक के इस हॉस्टल में कोई एक दिन दो वक़्त का खाना और सुबह का नाश्ता कर ले तो एकबारगी ख़ुद से सवाल ज़रूर करेगा कि क्या इतनी सारी चीज़ें हमारे घरों में बनती हैं या फिर हमें इतनी सारी

चीज़ों की एक साथ ज़रूरत है? और यही दो सवाल हैं जो हॉस्टल में बनी चीज़ों और उस पर होनेवाली पॉलिटिक्स को समझने का एक तरीक़ा हो सकते हैं। मसलन,

अच्छा, मैंने अपने साथ के लोगों से यह भी पूछा कि दिल्ली आते ही हॉस्टल मिल गया था क्या? एक ने भी नहीं कहा कि हाँ, दिल्ली में पहले दिन से ही हॉस्टल में रह रहा हूँ। यह व्यावहारिक तौर पर संभव भी नहीं होता क्योंकि कोर्स में एडमिशन मिलने और हॉस्टल मिलने की प्रक्रिया शुरू होने में कम से एक एक-डेढ़ महीने का अंतराल होता। बाद में, मेरे मामले में एम. फिल्. से पीएचडी के बीच का अंतराल इतना अधिक हो गया कि हॉस्टल ही छूट गया।

ख़ैर, हॉस्टल न मिलने तक इस बीच छात्र तीन तरह के सेटअप में रहते। पहला, जिनके कोई परिचित या सीनियर हॉस्टल में रह रहे हों तो कुछ दिन बतौर अतिथि के तौर पर गुज़ारते और कूपन कटाकर खाते। दूसरा कि शहर में कोई रिश्तेदार होते तो उनके घर से क्लास में आना-जाना करते और तीसरा कैंपस से सटे स्टूडेंट इलाक़े पटेल चेस्ट, विजयनगर, किंग्सवे कैम्प, हक़ीकतनगर, हडसनलाइन, मुखर्जीनगर, गांधी विहार, नेहरू विहार जैसे इलाक़े में किराये का कमरा लेकर रहते और हॉस्टल मिलने का इंतज़ार करते। इन तीनों ही स्थितियों में वो रोज़ इतनी वेरायटी की चीज़ें नहीं खाते। हॉस्टल में एक सप्ताह गुज़र जाने के बाद मैं हैरान हो गया कि सब्ज़ी और स्वीट डिश तो छोड़ ही दीजिए, चावल और दाल तक रिपीट नहीं होती। मतलब सातों दिन अलग-अलग तरह की दाल और चावल किसी दिन पुलाव तो किसी दिन जीरा राइस, किसी दिन मटर राइस, एक दिन खिचड़ी तो एक दिन फ्राइड राइस... एक या दो दिन ही जिस दिन कढ़ी पकौड़े बनते...सादा चावल हुआ करता।

हॉस्टल के बाहर दिल्ली में जो खाने का चलन देखा तो एकदम उलट पाया। राजमा-चावल, कढ़ी-चावल, छोले-चावल, फ्राइड राइस, शाही पनीर-चावल, लेमन राइस... इसमें अलग से कोई सब्ज़ी नहीं। बीस-इक्कीस साल इस शहर में बिता लेने के बाद, दर्जनों लोगों की टिफ़िन, उनके घर जाकर खाने और साथ बाहर खाने के बाद मैं कह सकता हूँ कि दिल्ली में हरी सब्ज़ियाँ खाने का चलन बहुत कम है। कईयों को देखा कि घर से रोटी-परांठे तो लेकर आते हैं लेकिन छोले-कुलचेवाले से दस रूपये के छोले खरीदते हैं और हो गया लंच। कुल मिलाकर, हॉस्टल की इमारत, वहाँ की सुविधाओं के साथ-साथ मेस का खाना एक ऐसी फैंटेसी रचती है जो दिल्ली शहर का सच नहीं है। डीयू के हॉस्टल इतनी सुविधाओं से लैस और मेस का खाना, विविधताओं से भरा लगा कि यहाँ से निकलने के दस-पन्द्रह साल बाद तक मैंने किसी को भी इतनी सारी सुविधाओं और इतनी वेरायटी की चीज़ें खाते हुए नहीं देखा।

लेकिन ऐसा क्या था कि तीन-चार महीने के बाद हम हॉस्टलर्स घर का खाना खाने के नाम पर ऐसे किसी भी बैचमेट, सीनियर के घर दौड़ पड़ते जैसे कई दिनों से कुछ खाया ही न हो। दुनियाभर की चीज़ें मेस में बनने के बावजूद भीतर से क्या ग़ायब होता जा रहा था जो हमें अपनी प्लेट से छिटककर शहर और दिल्ली में जो अपनी फैमिली के साथ रहते, उनसे जुड़ने के लिए बेचैन करता।

दोस्ती का एक मज़बूत आधार ये भी होता कि वो घर से टिफ़िन लेकर आती है और वो दोस्ती ऐसा मक़ाम हासिल करेगी कि उससे दोस्ती भले ही न रहे, टूट जाए लेकिन उसकी मम्मी की तरफ़ से टिफ़िन भेजना जारी रहेगा! उसके पिता किसी काम से कैंपस आते हों तो टिफ़िन में सूजी का हलवा या पोहे जैसी चीज़ लेकर आएँगे। उस दोस्ती में अब हाय-हैलो

तक नहीं होती हो लेकिन सामने आकर बिजली की गति से, बैग से टिफ़िन निकालकर थमाने और बिना ये पूछे कि टिफ़िन कब लौटाओगे, निकल जाना जारी रहा।

मैंने उस्तादजी के साथ बातचीत शुरू की। मेस में खाते वक़्त तो वो आधे ही नज़र आते। काउंटर इतना ही खुला होता कि आराम से हाथ चला जाए और मेस सहयोगियों और हमारे बीच बातचीत हो सके कि क्या चाहिए! सर्व किए जाने के समय उस्तादजी फ्री होकर सुस्ताने चले जाते। मेस टाइम ख़त्म हो जाने के कुछ घंटे बाद अगली पारी के लिए, मेस के पीछे तैयारी करते नज़र आते। उनकी पूरी टीम हुआ करती तो आपस में हँसी-मज़ाक, शिकवा-शिकायत करके मन हल्का किया करते।

आते-जाते दुआ-सलाम करने के बाद जब एक परिचय सा बना तो जब भी मौक़ा मिलता, मैं उनके बीच बैठने लगा। उनका कोई चेला, इस बीच सबों के लिए चाय बनाकर लाता। मुझे भी ऑफ़र करते। शुरू में तो मैंने मना कर दिया कि बेवजह एक मुद्दा बन जाएगा कि मैं अलग से भी चाय पीता हूँ लेकिन जब उन्होंने कहना शुरू किया कि ये मैं आपको अपनी तरफ़ से पिला रहा हूँ तो पीने लग गया। मेरे साथ के लोगों को ये बात अटपटी लगती कि मैं इतना बड़ा हॉस्टल, इतने तरह के रेसिडेंट जो कि अलग-अलग शहर-क़स्बे-गाँव से आए हैं, दुनियाभर के कोर्स की पढ़ाई कर रहे हैं, उन्हें छोड़कर उस्तादजी और उनकी टीम के बीच उठना-बैठना करता हूँ। इस पर एकाध बार यूनियन के लोगों के बीच भी खुसुर-फुसुर हुई लेकिन धीरे-धीरे जब सबको लगा कि ये किसी तरह की पॉलिटिक्स नहीं कर रहा है तो ये सामान्य बात हो गई।

एक दिन सैलेड के लिए मूली-खीरा-गाजर काटते हुए उस्तादजी ने मूली का एक टुकड़ा धोकर मेरी तरफ़ बढ़ा दिया- आप इसको खाकर देखिए

सर, ये एकदम अलग है। मैंने पहले तो संकोच किया, फिर ले लिया। सचमुच मुझे मूली का स्वाद एकदम अलग लगा। उससे कहीं ज़्यादा इस तरह मूली काटते हुए एक टुकड़ा मेरी तरफ़ बढ़ाना कहीं ज़्यादा अच्छा लगा। वो एवरेस्ट छोले मसाले का विज्ञापन है न- माँ की याद आ गई, बिल्कुल वैसा ही।

धीरे-धीरे उस्तादजी और उनकी टीम के बीच रोज़ थोड़ा समय बिताना मेरी रूटीन का हिस्सा हो गया। मेरे जीवन में मनोरमा रसोई के छूटने से जो ख़ालीपन पैदा हुआ था, उसका एक हिस्सा भरता हुआ महसूस होता। हॉस्टल के माहौल के बीच से कटकर मुझे यह साथ सुकून देता जहाँ मुझे किसी भी तरह का कोई छल –प्रपंच, पेंच नज़र नहीं आते। लेकिन हॉस्टल तो हॉस्टल है। यहाँ पॉलिटिक्स नहीं होगी तो इसके होने का क्या मतलब है? एक सामान्य इमारत बनने के लिए ज़मीन का एक टुकड़ा चाहिए लेकिन हॉस्टल बिना पॉलिटिक्स की ज़मीन के कहाँ गुलज़ार हो सकती है! मेस से जुड़े कुछ मुद्दे उसकी आवोहवा में तब तक तैरते रहते जब तक कि एक-एक रेसिडेंट की आँखें नींद से बोझिल न हो जाएँ। कुछ की आँखें बंद हो जाने पर शायद दिमाग़ में तैरनी शुरू होतीं और एकदम सुबह आठ बजे ही नाश्ते की टेबल पर कुछ बवाल मच जाता। कभी दोपहर में हंगामा खड़ा हो जाता जबकि सबसे उर्वर माहौल डिनर के समय होता क्योंकि उस समय मामला सीधे-सीधे नॉन वेज बनाम वेज का होता। नाश्ते के दौरान बवाल की सबसे बड़ी वजह कुछ को स्पेशल ट्रीटमेंट दिए जाने का बनता जिससे जिन्हें बुरा लगता वो लेफ्टआउट महसूस करते। लंच के समय या उसके बाद हंगामे की बड़ी वजह होती कि कुछ के कमरे में उनके दोस्त आए होते और वो रेसिडेंट मेस में बैठकर खाने या फिर दोस्त के लिए कूपन कटाने की बजाए प्लेट

में सारी चीज़ें सजाकर ले जाते। खांचेवाली प्लेट होने के बावजूद वो सारी चीज़ें कटोरियों में ले जाते, अधिक मात्रा में ले जाते, ऊपर से एक प्लेट ढँकते। उनके ऐसा करने से एक ही साथ तीन मामले बनते- एक के बदले दो लोगों का खाना जिससे मेस बिल डेफिसिट का बोझ सब पर पड़ेगा, दूसरा वो खाने के बाद कॉरिडोर में झूठे बर्तन छोड़ देते हैं, बंदर जिन्हें बिखेर देते हैं और गंदगी फैलती है और तीसरा कि कटोरियाँ, चम्मच और प्लेटें कम पड़ जाती हैं। ये सारी चीज़ें इतनी तो हुआ करतीं कि एक साथ सारे रेसिडेंट बैठकर खाने हों (जो कि कभी नहीं होता), तब भी कम न पड़ें लेकिन मेस से बाहर आठ-दस लोग खाना लेकर जाने लग जाएँ तो सब अस्त-व्यस्त हो ही जाता।

बवाल की शुरूआत थर्ड पर्सन में संबोधन से होती- कुछ लोग हैं कि... उस 'कुछ लोग' में लोग वही होते जिनके आगे ये कहा जाता। बात आगे बढ़ती और तब नाम लिया जाने लग जाता। मेस सेक्रेटरी से शिकायत की जाती। अगले दिन नोटिस बोर्ड पर मेस से बाहर खाना ले जाने की मनाही होती। कुछ लोगों के बीमार होने की बात सामने आती और छूट मिलती कि अच्छा! ख़ुद से कोई नहीं ले जाएगा, मेस के सहयोगी पहुँचा आएँगे। ऐसा दो-चार दिन बमुश्किल चल पाता क्योंकि यूनियन के ही किसी सदस्य के यहाँ कोई आ जाता और नियम की रस्सी ढीली पड़ जाती। नतीज़तन मेस से बाहर प्लेट ले जाकर कमरे में अतिथियों के साथ शेयर करने और कॉरिडोर में बर्तन बाहर छोड़ देने का सिलसिला एक आदिम समस्या की तरह बना रहा। क्या पता, अब भी ऐसा ही होता हो।

मैं देश के अलग-अलग शहरों के होटलों में लिट फेस्ट- मीडिया कॉनक्लेव में जाता हूँ और फोर स्टार-फाइव स्टार में जहाँ हर काम

के लिए लोग तय हैं, तमाम सुविधाओं के बीच कुछ को कमरे के बाहर जूठे बर्तन रखता देखता हूँ तो अपने आप हँसी छूट जाती है- लगता हैं, युवावस्था में हॉस्टलर रहे हैं।

मेस के बाहर खाना ले जाने के मसअले के बाद जो दूसरा बड़ा मुद्दा जब-तब बनता, वो होता- वेज-बनाम नॉन वेज। शाकाहारी खाने वाले रेसिडेंट के बीच इस बात को लेकर असंतोष रहता कि उनकी सब्ज़ी उतने मन से नहीं बनाई जाती। नॉन वेज वाले के हिसाब से ग्रेवी बनाई जाती है और उसी में दो तले हुए कोफ़्ते डाल दिए जाते हैं, पनीर के दो टुकड़े चिपका दिए जाते हैं। सोमवार को अंडा-करी, बुधवार को चिकेन, शुक्रवार को फिश और रविवार को जब मटन बनाए जाते तो चारों दिन के लिए वेजवालों के लिए पनीर की सब्ज़ी होती। तीन दिन की ग्रेवी एक सी होती, मटनवाले दिन का मामला अलग बनता। ग्रेवी की मास्टर कॉपी नॉन वेज से ही तय होती जैसे कार्यालयी तौर पर सारे दस्तावेज़ अंग्रेजी में तैयार किए जाते हैं और बाद में, हिन्दी में उनका अनुवाद किया जाता है। गुणवत्ता को लेकर सारी सतर्कता अंग्रेज़ी को लेकर बरती जाती है। लेकिन पालक पनीर बनाए जाने की सूरत में ग्रेवी एक सी कैसी होती? सप्ताह में चार दिन पनीर की सब्ज़ी खाने की तलब या ज़रूरत है, यह सवाल कभी सामने नहीं आता क्योंकि वो सब्ज़ी न होकर एक तरह का मुआवज़ा हुआ करता। पहले से आरोप कम कहाँ लगे होते कि पनीर को हटाकर किसी दूसरी, मौसम की हरी सब्ज़ी के बारे में ख़्याल किया जाता।

पनीर की सब्ज़ी को लेकर मुझे कभी कोई आकर्षण नहीं रहा। जब तक घर में रहा, हर थोड़े दिन पर मेरे बड़े भैया को ही चुल मचती कि

मटर पनीर की सब्ज़ी बनाओ और तंदूर जैसी मोटी रोटी। मनोरमा के शहर जमशेदपुर में होटल करनैल है, भैया को वहाँ का कोरमा पनीर बहुत पसंद आता। कोरमा मतलब छुआरे को कद्दूकस किया जाता है और फिर बाक़ी प्रेपरेशन के साथ पनीर छोड़े जाते हैं। वो वहाँ से सब्ज़ी ले आया करते। उस दिन मोटी रोटी बनती और होटल की ही तरह गोल प्याज काटे जाते जिस पर काली मिर्च-नमक और बारीक़ धनिया पत्ती छिड़के जाते। घर के बाक़ी के लोग भी खाते, रोज़ के मुक़ाबले एकाध रोटी ज़्यादा ही लेकिन इस बीच मेरे मुँह से अपने आप निकल जाता- दोपहर की भी कोई सब्ज़ी बची है माँ! तब माँ हाँ-न में जवाब देने के बजाए मेरा हाथ दबाती हुई कहती- तुमको पनीर के आगे कुछ और सब्जी चाहिए, खटासा कहीं का, शौख से लाया है करनैल होटल से कोरमा पनीर तो ये खाने का नहीं तो दोपहर का सब्जी चाहिए। मैं भैया की लाई-बनवाई पनीर की सब्ज़ी के प्रति अपार श्रद्धा पैदा करने की कोशिश करता रहा। घर छूटते-छूटते वो श्रद्धा पनप सी गई।

लेकिन हॉस्टल में जब सप्ताह में चार दिन पनीर की सब्ज़ी मिलने लगी तो श्रद्धा ने डिच कर दिया- ब्रो! अब और नहीं। पनीर के मामले में तेरे साथ नहीं रह सकती... और धीरे-धीरे पनीर की इस मुआवज़ेवाली सब्ज़ी से मन उतरता चला गया। ऐसा उतरा कि बैचलर्सकिचन में खाना बनाते हुए पन्द्रह साल हो गए, कोविड के बाद अपने दोस्त के इश्क़ में पड़कर एक-दो बार भले बना ली है लेकिन और कभी नहीं बनाता। बाहर, बड़े-बड़े होटलों, रेस्तराँ में जब भी मैं पनीर को छोड़कर आगे बढ़ जाता हूँ, तो मेरे साथ के लोग टोक दिया करते हैं- अरे यार! यहाँ का अलग होता है, एक चम्मच ट्राय तो करो। उनके कहने पर ट्राय कर लेता हूँ जिससे मुझे शिक्षा मिलती रहती है कि मटर पनीर और शाही पनीर

एक ही बात नहीं है। पनीर लवाबदार और पनीर दो प्याजा में ज़मीन आसमान का अंतर होता है। शाही पनीर का मतलब कॉमन ग्रेवी के बीच कच्चे पनीर के टुकड़े को ताज की तरह ज़माना नहीं होता। असल सत्ता तो उसकी ग्रेवी में होती है...काजू और तमाम मँहगे मसाले उसी में शामिल होते हैं।

हॉस्टल में मेरे जितने भी दोस्त हुआ करते, सबके सब नॉन वेजिटेरियन। उनमें से ज़्यादातर मुँहफट और बेबाक़। टेबल पर वेज खानेवाले को सुनाकर कहते- ये घास-फूस खाकर क्रांति नहीं आएगी साथी। क्रांति लाने के लिए कुछ तगड़ा खाना होगा और ऐसा कहते हुए चिकेन की लेग पीस हवा में लहराते। आसपास बैठे वेजिटेरियन रेसिडेंट तुनक जाते, भुनभुनाते... उन्हें अलग-अलग नाम देते। उन्हें मनुष्यता से दूर, स्वार्थी तत्व क़रार देते। ये सारी बातें हँसी-मज़ाक में चलती रहतीं। मेस के बाहर वो भूल जाते और वापस किताब- रिसर्च पेपर की बहसों में रम जाते। एक-दूसरे के कमरे में जाकर बैठते, टेक्स्ट समझते। मिलने पर मुझसे अलग से कहते- आप इंसान तो बहुत सही हैं, अंड-बंड कुछ नहीं खाते लेकिन दोस्ती सब माँस-मुर्गा खाने वालों से कर लिए हैं। उन्हें खाने-पीने की बात करते हुए मेरा माँ की बातें शामिल करना, किसी चीज़ को बनाने के तरीक़े पर बात करना अच्छा लगता। बाक़ी जुड़ने की वजह कविता-कहानी-उपन्यास की किताबें तो होती ही। इनमें से एक-दो ऐसे होते जो ठीक मेरे बगल में बैठना पसंद करते और कोशिश करते कि उनके बगल में कोई और नॉन वेज की थाली लेकर न बैठे।

एक दिन मैं अपने दोस्त के साथ बैठकर डिनर कर रहा था। मेरे बगल में बैठा वो वेजिटेरियन रेसिडेंट अपने खाने पर ध्यान टिकाए था कि दूसरा

रेसिडेंट नॉन वेज की थाली लेकर बैठ गया। उसे यह बात इतनी बुरी लगी कि तपाक से उठकर गया और एक ख़ाली प्लेट लेकर आया और उससे ओट बना लिया। मुझे यह व्यवहार अजीब लगा। मुझे कुछ समझ नहीं आया और रोटी का एक टुकड़ा लिया और चिकेन की उसकी ग्रेवी में लगाकर खा लिया। वेजिटेरियन रेसिडेंट ने मेरी तरफ़ इस अंदाज़ में देखा कि शाकाहारी होकर भी मैं भी इसकी तरह ही हूँ। प्लेट की ओट का कोई मतलब रह नहीं गया था।

मैंने अपने जीवन में इससे पहले चिकेन-मटन-फिश टेस्ट नहीं किया था। किया तो उस दिन भी नहीं क्योंकि ग्रेवी तो कॉमन ही थी उसमें कोफ़्ते के बदले चिकेन पीस थे। मुझे कुछ समझ नहीं आया और न ही कुछ अलग लगा। लेकिन इतनी बात समझ आई कि सारा टंटा ये दो पीस को लेकर है। ग्रेवी समतामूलक समाज की स्थापना कर चुकी है।

मेस के भीतर और डायनिंग हॉल में वेज तथा नॉन वेज को लेकर कोई भेदभाव नहीं बरता जाता। सारे सहयोगी दोनों चीज़ें सर्व करते। दोस्ती का आधार वेज, नॉन वेज होता नहीं तो आपस में मिलकर ही बैठते क्योंकि सबसे ज़्यादा बातें टेबल पर ही करते। ये सिर्फ़ और सिर्फ़ स्वाद का मामला होता जो कि थोड़े समय के लिए लागत अलग-अलग होने के मुद्दे तक चला गया। लेकिन एक वेजिटेरियन रेसिडेंट के प्लेट को ओट की तरह इस्तेमाल करने और चिकेन की ग्रेवी के साथ रोटी का टुकड़ा खाने के बाद मैंने महसूस किया कि मेरे भीतर कुछ चीज़ें बदल गई हैं। मेरे भीतर की हिचक टूटी है और आत्मविश्वास और बढ़ गया है। यह मुझे तब और बेहतर ढंग से महसूस हुआ जब मैं लंदन की सड़कों पर भटकते हुए भूख लगने पर किसी कैफ़े-रेस्तराँ में बेधड़क घुस जाता, मैन्यू देखता और ऑर्डर कर देता। मैंने इस घटना के बाद कभी नॉन

वेज ट्राय नहीं किया, लगा ही नहीं कि करना चाहिए। बैचलर्सकिचन में एक लंबी लिस्ट हमेशा तैयार रहती है कि इसके बाद ये तो इसके बाद ये बनाऊँगा...लेकिन मनोरमा की तरह किसी कैफ़े-रेस्तराँ में घुसने से पहले बोर्ड पढ़ने और आशंकाओं के बीच बाहर का खाना खाने की आदत बहुत पीछे छूट गई कि कहीं इसमें..... अब मेरा दोस्त चाहे तो बोटी चूसकर ग़लती से अपनी प्लेट की साइड में न रखकर मेरी में भी रख दे तो फर्क़ नहीं पड़ता।

हॉस्टल मेस के दरवाज़े के ठीक बाहर एक नोटिस बोर्ड हुआ करता जिस पर कि आज सफ़ाई के कारण मेस बंद रहेगा से लेकर मासिक मेस डेफिसिट का ब्यौरा होता कि रेसिडेंट को और कितनी रक़म देनी होगी। कुछ हड़काने वाली नोटिस भी हुआ करतीं जिनमें खाना बाहर न ले जाने से लेकर जिनके कमरे में मेस का कोई बर्तन है तो जमा करा जाएँ अन्यथा...रेसिडेंट खाने के वक़्त उस पर इस तरह नज़रें टिकाए होते जैसे धौलपुर से जारी कोई लिस्ट हो और जिसमें यूपीएससी की अपनी रैंक खोज रहे हों। इन सबके बीच,

अचानक से किसी दिन संतोष परिणय ख़ुशबू, सुपर सीनियर की शादी का कार्ड चिपका होता जिसे उनका कोई जूनियर डिनर शुरू होने के ऐन दस-पन्द्रह मिनट पहले लगा जाता। सुपर सीनियर पूरा दिमाग़ लगाकर शादी का कार्ड लगवाने का समय चुनते लेकिन हॉस्टलर्स तो हॉस्टलर्स ठहरे... अच्छा-अच्छा, वही ख़ुशबू मैम... चलना चाहिए भाई। साढ़े दस तक पहुँच ही जाएँगे। तब तक खाना थोड़े ही न ख़त्म हो जाएगा और हो भी गया तो बवाल काटा जाएगा। मेस के दरवाज़े से भागकर सीधे कमरे में तैयार होने पहुँचते। एक साथ पन्द्रह-बीस निकलते। रास्ते में कहीं से सामूहिक उपहार के तौर पर एक बुके खरीदते और पहुँच जाते।

स्टेज पर महाराजा कुर्सी पर होने वाली पार्टनर ख़ुशबू मैम के साथ बैठे सुपर सीनियर दूर से ही देख लेते। किसी को बुलाकर कान में फुसफुसाते और पूरा स्टेज ख़ाली हो जाता। एक-एक करके सारे हॉस्टलर्स स्टेज पर आते और स्कूल-कॉलेज में प्रिंसिपल के साथ ग्रुप फ़ोटो खिंचवाने का अभ्यास दोहराते। उनमें से सबसे ज़िम्मेदार, हौले से ख़ुशबू मैम की तरफ़ बुके बढ़ाता और सबसे चुहलबाज कहता- हमलोग के मेस का खाना आपको पसंद आता था ख़ुशबू मैम! अब तो आपकी गृहस्थी बस रही है, भूलिएगा नहीं कि रगों में हमलोगों के मेस का खाना भी शामिल है।

हीहीही...खीखीखी...

कैसे भूल जाएँगे भाई, मैम का हमेशा सहयोग रहा है...

सुपर सीनियर अपने जीवन के सुंदरतम क्षण में भी खिसिया से जाते लेकिन मन मसोसकर रह जाते।

स्टेज से उतरने के बाद सबके सब खाने की तरफ़ बढ़ते। आपस में औपचारिक होने लगते- प्रशांत सर, आइए न आप! अरे तुम लो भाई, हम ले लेंगे... रास्ते में लौटते हुए, हर दूसरी-तीसरी बात पर ठहाके लगाते जिसमें एक वाक्य पर सब एक स्वर में बात तो सही है दोहराते- चलो भाई! ख़ुशबू मैम की इस शादी के बहाने मेस डेफिसिट का कुछ तो वसूल हो ही गया। अब प्रीतम सर की शादी के कार्ड पर नज़र बनाए रखना है...दस-पन्द्रह मिनट पहले लगाने पर मिस कर जाने का डर बना रहता है...

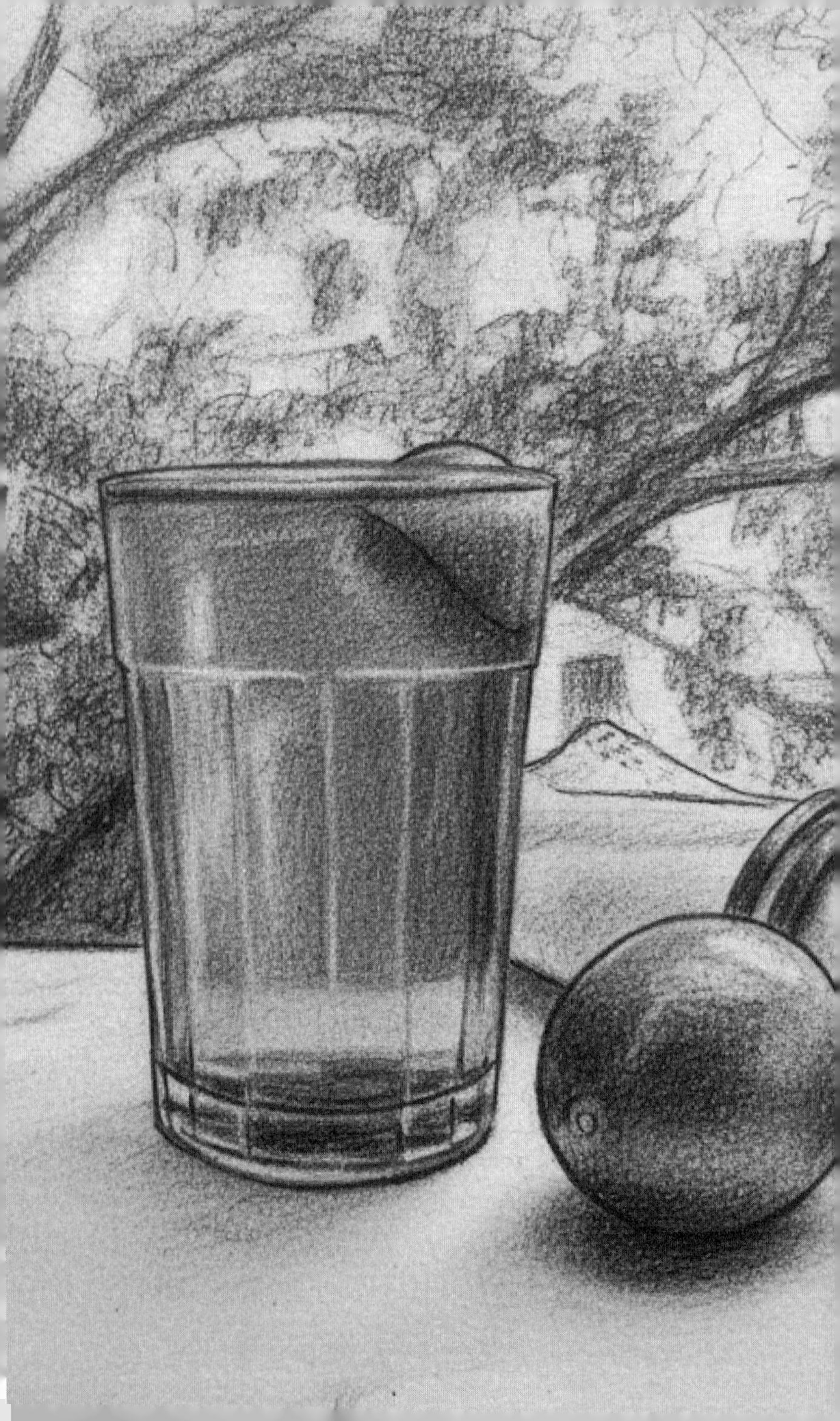

10

आओ सिंगल्स! अब फ़ेसबुक पर खाना बनाते हैं

हॉस्टल में वेज खाने वाले कुछ रेसिडेंट खाने में तरह-तरह से मीन-मेख निकालने लगे। कुछ बातें वो डायनिंग टेबल पर किया करते और कुछ अलग-अलग तरीक़े से ऐसा कुछ करते कि साफ़ मैसेज जाए कि खाना ठीक नहीं है। जो और जैसी सब्ज़ी बनी है, उससे अलग उबली हुई सब्ज़ी खाना उनमें से एक हुआ करता, जिसके दो मायने होते- एक तो यह कि सब्ज़ी में बहुत तेल-मसाले होते हैं और दूसरा कि मुझे इस बात से बिल्कुल फर्क़ नहीं पड़ता कि कौन क्या खा रहा है, मुझे तो सादी-सी, उबली हुई सब्ज़ी चाहिए। लेकिन इस सादगी पर दुनिया मर जाए, नए सिरे से पॉलिटिक्स शुरू हो जाती। इसे मेस सेक्रेटरी के ख़िलाफ़ साज़िश का हिस्सा माना जाता।

मेरा न केवल हॉस्टल छूट गया है बल्कि पूरी ज़िंदगी राउंड द क्लॉक घूम गई है। कैंपस की ठहरी हुई, इत्मिनान की ज़िंदगी की जगह चौबीस

घंटे ख़बरिया चैनल की नौकरी ने ले ली है, जिसमें इतना भी वक़्त नहीं मिलता कि खाना बनाना क्या, खमय से खाने की सोच सकें। खाने-पीने के मामले में यह बीस-बाईस साल दिल्ली में बिताए जाने का सबसे ख़राब वक़्त रहा है। छः दिन काम-काम-काम और शिफ़्ट के अलावा कुछ और सोचने का वक़्त ही नहीं मिलता। ऑफ़ डे ऐसा लगता कि हाइवे से एकदम किसी गाँव की पगडंडी पर उतर आए हों और तब जहाँ-तहाँ से टुकड़ों-टुकड़ों में हॉस्टल, राँची, घर और मनोरमा रसोई के दिन, क़िस्से और स्वाद याद आते और उसी में याद आती उबली हुई सब्ज़ी, उसके पीछे की पॉलिटिक्स और हॉस्टल में सब्ज़ी बनाए जाने का तरीक़ा।

आज ऑफ़ डे है। अभी बमुश्किल दिन के ग्यारह बजे होंगे। मेरा इरादा है कि साढ़े बारह तक लंच कर लेना है। मैं वेस्ट पटेलनगर के वन बीएचके फ्लैट की रसोई में दाल चढ़ाकर यूँ ही कुछ सोच रहा हूँ कि दिमाग़ में उस्तादजी के सब्ज़ी बनाए जाने का तरीक़ा याद आने लगता है। उबली हुई सब्ज़ी की पॉलिटिक्स इसी के बीच से निकलती है।

आलू-गोभी-मटर की या फिर मिक्स वेज बनाना होता तो उस्तादजी मौक़ा और माहौल देखकर, उसे तीन अलग-अलग तरीक़े से बनाते। पहला तरीक़ा होता कि प्याज को ब्राउन होने तक फ्राई करके अलग कर लेते। उसके बाद सारी चीज़ें डीप फ्राई करते। प्याज को मिक्सी ग्राइंडर में पीस कर पेस्ट बना लेते। टमाटर को उबालकर छिलके सहित पीसकर प्यूरी बना लेते। उसके बाद एक-एक सब्ज़ी डीप फ्राई करते और फिर उस पेस्ट में धनिया पाउडर, हल्दी, नमक, मिर्च पाउडर, और किचन किंग डालकर पकाते और सारी चीज़ें उसमें डालकर थोड़ी देर

तक पकाते। ये स्पेशल मौक़े की सब्ज़ी होती, जिसमें सारी चीज़ें तेल में डीप फ्राई होती। ये सब्ज़ी ख़ासतौर पर तब बनाई जाती जिस दिन वेज और नॉन वेज का विभाजन न हो और सबके लिए एक तरह की सब्ज़ी बनानी हो। सब्ज़ी का रंग पूरा दमकता। यहाँ पर देखने वाली आँखें बँट जातीं। नॉन-वेज खाने वाले को सब्ज़ी के टुकड़े को छोड़ दें तो रंगत नॉन-वेज की लगती और वेज खाने वाले के लिए लागत से बनी स्पेशल सब्ज़ी। मंगलवार और गुरुवार के दिन ऐसी ही सब्ज़ी बनती। भिंडी और कटहल भी इसी तरह से बनाए जाते।

दूसरा तरीक़ा होता कि सारी चीज़ें उबाल दी जाए और मगज (चिरौंजी-तरबूज-खरबूजे के बीज) पीसकर पेस्ट बना लिया जाए और उसमें सारे मसाले डाल दिए जाएँ। मगज की पेस्ट डालते ही ग्रेवी सब्ज़ी के टुकड़े को पकड़ लेती और पानी का अंश अलग नहीं होता। ये ग्रेवी बिल्कुल शाही पनीर जैसी लगने लगती और थोड़ा स्वाद भी बदल जाता। उस्ताद जी बताया करते कि मगज वाली ग्रेवी रेगुलर खाना ठीक नहीं है। फिर भी, ये एकदम से डैमेज कंट्रोल का काम करती। इसमें मगज का असर ऐसा होता कि बाक़ी सब्ज़ी के नाम पर क्या डाला जा रहा है, बहुत ध्यान में नहीं आता।

तीसरा तरीक़ा, आमतौर पर दोपहर की सब्ज़ी के साथ अपनाया जाता। आलू-फूलगोभी को काटकर हल्दी-नमक के साथ उबाल लिया जाए। ये काम भिंडी, जैसी सब्ज़ी को छोड़कर सबके साथ किया जाता। उसके बाद प्याज भूनकर पेस्ट तैयार किया जाता और फिर कड़ाही में ख़ूब सारा तेल डालकर साबुत लाल मिर्च, तेज़पत्ता, जीरा और हरी मिर्च का पेस्ट डालने के बाद प्याज-लहसुन-अदरक का पेस्ट डालकर थोड़ी देर

पकाया जाता और फिर मसाले के पाउडर डालने के बाद थोड़ी देर छोड़ दिया जाता। उसके बाद उबली सब्ज़ियाँ डाली जातीं। अब आप चाहे जितना भी पानी डालो, ग्रेवी गाढ़ी ही होगी। प्याज के टुकड़े भूनने और पेस्ट बनाकर डालने का यहीं फर्क़ है कि एक में पानी थोड़ा अलग हो जाएगा और दूसरे में बिल्कुल भी नहीं। हाँ, ये ज़रूर है कि स्वाद का अंतर बहुत साफ़ महसूस होता है। आलू या करेले की भुजिया भी इसी तरह उबालकर बनाई जाती। उबालने का मतलब एक सुरक्षा कवच-कि कोई ये कहकर अधूरे में खाना छोड़कर न उठ जाए कि सब्ज़ी तो कच्ची है। सब्ज़ी या खाने की गुणवत्ता और स्वाद तो बहुत बाद की बात है, उसका कच्चा रह जाना सबसे पहली शिकायत के तौर पर मानी जाती है।

इन तीनों तरह की सब्ज़ी से निस्संग, प्रतीकात्मक विरोध में वेज खाने वाले कुछ रेसिडेंट नियमित तौर पर हल्दी-नमक में उबली सब्ज़ियाँ खाने लगे। मैंने भी टेस्ट करने के इरादे से एक-दो बार ये सब्ज़ी खाई। हल्की और अच्छी लगी लेकिन खाते हुए लगा कि इसे स्नैक्स की तरह ही खाना सही है, रोटी-चावल के साथ नहीं। जिस दिन सब्ज़ियाँ उबाली जातीं, उस दिन तो अलग से कुछ करना नहीं होता लेकिन जिस दिन मामला फ्राई करने का होता, उस दिन के लिए झंझट हो जाती और मुद्दा बन जाता। उस्ताद जी के लिए ये अलग से एक काम बढ़ जाता और फिर चिकचिकबाज़ी शुरू होती।

मैं हॉस्टल की इस उबली हुई सब्ज़ी पॉलिटिक्स की याद में ऐसा डूबने लगा कि लगा आज वैसा ही करते हैं। फ्रीज में फूलगोभी-मटर और टमाटर सारी चीज़ें थीं ही। मैंने हॉस्टल के मुक़ाबले थोड़े छोटे-छोटे

टुकड़े रखे और प्रॉपर दाल-चावल-सब्ज़ी-दही खाने का इरादा छोड़कर सिर्फ़ उबली हुई सब्ज़ी स्नैक्स के तौर पर खाने का तय किया। दाल रात में काम आ जाएगी। बिना सब्ज़ी के तड़के वाली दाल के साथ रोटी खाने की थोड़ी-थोड़ी आदत बनने लगी थी। अब दिमाग़ में यह सवाल नहीं आता कि बिना सब्ज़ी के कोई रोटी-चावल कैसे खा सकता है भला!

दाल तैयार हो गई, जिसे कि रात के खाने में इस्तेमाल करूँगा। अभी तो सिर्फ़ उबली हुई सब्ज़ी। मेरा इरादा तो इसमें हल्दी डालने का बिल्कुल भी नहीं है, सिर्फ़ नमक। लेकिन मनोरमा की बात याद जाती है– घर में जब कोई शोक न हो तो खाना बिना हल्दी के नहीं बनाना चाहिए। बहुत डालने का मन न भी हो तो भी माचिस की तिल्ली से ही सही, एक बार छुआ देना चाहिए। मैं सब्ज़ी में थोड़ी सी हल्दी डालकर उबाल देता हूँ।

चूल्हा बंद करके पाँच-दस मिनट सुस्ताने के इरादे से कमरे में जाता हूँ, तो सात मिस्ड कॉल। हॉस्टल में मेरे दोस्त की कॉल। कॉल बैक करता हूँ तो उधर से उसका पहला वाक्य- आज तो ऑफ़ है न आपका! एमए के दिनों में जब मैं फाइनल में था, वो फर्स्ट ईयर में था... सो वो मुझे आप ही बोलता और संबोधन में एमए के दिनों से ही डाक साब बोलने लगा था। यह अलग बात है कि पीएचडी में एडमिशन का दूर-दूर तक कोई अता-पता नहीं।

हाँ।

तो आप एकदम से आ जाइए, इमरजेंसी है।

खाने का कुछ बनाया है, खा लूँ?

टिफ़िन में रख लीजिए, रास्ते में खा लीजिएगा, अभी निकलिए।

मैंने उससे कोई सवाल-जवाब नहीं किया और जहाँ कहा, चला गया।

पहुँचते-पहुँचते दोपहर के ढाई बज गए। मुझे छोड़कर बाक़ी तीन-चार सीधे कैंपस से आए थे। किसी ने लंच नहीं किया था। मैं जिस स्तर की सीरियसनेस दिमाग़ में लेकर आया था, वैसा कुछ था नहीं। तुम लोग खाना तो नहीं ही खाए होगे?

किसी ने सीधे-सीधे कुछ नहीं कहा। मेरे दोस्त ने मेरी तरफ़ इशारा करते हुए ज़रूर कहा कि ये खाने ही जा रहे थे कि हम फ़ोन कर दिए। आप टिफ़िन लेकर आए हैं, डाक साब?

नहीं। मुझे झंझट जैसा लगा तो ऐसे ही निकल गया।

खाना लगने लगा। मैं वॉश बेसिन की तरफ़ मुड़ा और हाथ धोने लगा। लौटकर आया तो कमरे में भभका-सा उठा। नाक और दिमाग़ ने खाने की ख़ुशबू से पहले बासीपन की गंध को रजिस्टर किया और मन ही मन मैंने कुछ भी न खाने का इरादा कर लिया।

वो सारी रात की चीज़ें बाहर से मँगवाई गई थीं और एक तरह से बची हुई थीं।

ख़बरिया चैनल की नौकरी करते हुए न चाहते हुए भी बाहर का खाना पड़ जाता। कई बार ऐसी जगह और चीज़ भी जिन्हें खाने की भीतर से इच्छा नहीं होती। नतीज़तन उस दौरान ख़ूब बीमार होता रहा, फ़ूड प्वॉयजनिंग का शिकार होता रहा। इसी दौरान बाहर का खाना, खाने के प्रति उदासीनता बनती चली गई।

अरे तुम हॉस्टलर्स तो ऐसे ही भुक्कड़ होते हो, जो मिलेगा, चट कर जाओगे। चलो, शुरू हो जाओ।

इस एक वाक्य ने मन पर बहुत ख़राब असर किया। बाद में घर की सदस्य ने हँसते हुए मुझे अलग से कहा- बड़े घर के लड़के हो, सेलेक्टिव हो। हमलोग भी बाहर का कम ही खाते हैं लेकिन कल रात घर में कुछ लोग आ गए थे तो बिटिया ने अपने हिसाब से ऑर्डर कर दिया। बहुत सारा खाना रह गया तो सोचे कि मिलाकर हो जाएगा।

उस दिन सिर्फ़ मुझे ही नहीं, सबको बुरा लगा था। हॉस्टलर्स हैं तो? मतलब एक रात पहले का खाना और वो भी किसी तरह सधाने के लिए दे दोगे? मेरा दोस्त एकदम से भड़क गया। एक ने कहा- इस आदमी की एक महीने की सैलरी कितनी होगी तो दूसरे ने जोड़ा जितनी पूरे सालभर में हम ख़र्च नहीं करते या कहो कि घर से आते ही नहीं।

इसकी चर्चा बाद में भी हम लोग जब-तब किया करते।

लौटते हुए मेरी दिशा अलग थी, उन सबकी अलग। मुझे मेट्रो से चलना बिल्कुल पसंद नहीं है। दिल्ली की हर दूसरी-तीसरी चीज़ से प्यार है लेकिन मेट्रो के नाम से ही दहशत होती है। मेट्रो से चलता तो वेस्ट पटेलनगर तक वो साथ होते और वहाँ से राजीव चौक। राजीव चौक से विश्वविद्यालय मेट्रो तक चले जाते।

रास्तेभर मैं एक ही बात पर अटका रहा- मैं घर का खाना छोड़कर इस तरह बिना कुछ खाए चला क्यों गया? क्या जिनके यहाँ गया था, वो इस तरह की इमोशन्स डिजर्व करते हैं? और वो मेरा दोस्त, उसे इस तरह कॉल करके बुलाना चाहिए था कि जैसे न जाने पर किसी की जान ही चली जाएगी? हॉस्टल में बहुत समझ नहीं आता क्योंकि एमए के बाद एम. फिल्. में दो से तीन दिन ही क्लास के लिए जाना होता, डिसर्टेशन लिखने के दौरान तो वो भी नहीं।

लेकिन जब ख़बरिया चैनल की नौकरी करने लगा, अचानक से महसूस हुआ कि ऑफ़ डे का मतलब क्या होता है? हम कोई प्रोड्यूसर, सीनियर प्रोड्यूसर या एडिटर रैंक के तो थे नहीं कि आराम से ऑफ़िस आओ, आठ घंटे की शिफ़्ट करो, सप्ताह में दो छुट्टी एनज्वॉय करो और उस दौरान शहर के मँहगे रेस्तराँ-कैफ़े में जाओ या फिर घर में ही ऐसी सेटअप बना रखी हो कि बड़े-बड़े होटल की किचन मार खा जाए। एक अदद ट्रेनी जिसकी पीपीएफ काटकर हाथ में महीने के छः हज़ार रूपये। सप्ताह आते-आते, घर का सारा काम। ऑफ़िस में चौतरफा छोटी-छोटी बातों पर जज किए जाने वाली अनगिनत जोड़ी निगाहें ख़ुद को प्रूव करने की जी-तोड़ कोशिशें और उन सबके बीच कुछ कर गुज़रने के लिए कुलांचे मारता मन। एम. फिल्. के दिनों में अंतोनियो ग्राम्शी, हेबरमास, बिल्बर श्रैम, क्रिस बार्कर, जॉन स्टोरे की मीडिया और संस्कृति की थ्योरी एक तरफ़ और एक न्यूज चैनल के बीच ख़ुद को साबित करने की जद्दोज़हद दूसरी तरफ़।

सोचते-सोचते घर आ गया। ऑटो वाले भैया को पैसे देकर विदा किया और इस बात पर आकर टिक गया कि भविष्य में ऐसा कुछ ज़रूर करूँगा कि ये हॉस्टलर्स-सिंगल-बैचलर्स को लेकर लोगों के दिमाग़ में जो स्टीरियोटाइप है, वो टूटे। हॉस्टलर्स घर की बनी, खाने की चीज़ों के पीछे भागते हैं, घर छूटने पर उन्हें वही सारी चीज़ें अच्छी लगने लग जाती हैं जिन्हें वो माँ-दीदी के लाख कहने पर भी हाथ न लगाते लेकिन इसका ये बिल्कुल मतलब नहीं होता कि वो भुक्कड़ होते हैं। वो गए-बीते नहीं होते कि बासी खाना सधाने के लिए उनके आगे रख दो। स्ट्रगलर होने का मतलब, फटेहाल होना नहीं होता। वो स्ट्रगल इसलिए कर रहा होता है क्योंकि उसे इस बात पर यकीं होता है कि मेहनत करने से कुछ और

नहीं तो उसकी ख़ुद की दुनिया बदल सकती है। जो सिंगल होते हैं, वो बेचारे नहीं होते। ऐसा नहीं होता कि उसकी अपनी कोई पसंद-नापसंद नहीं होती।

नहीं! मुझे इस शहर में आगे क्या करना है, कितनी बड़ी गाड़ी और घर ख़रीदना है, ये सब कुछ भी नहीं मालूम। लेकिन हाँ, ये काम ज़रूर करना है कि सिंगल-बैचलर-हॉस्टलर को लेकर लोगों का भ्रम टूटे और उसे वैसा ही समझा जाए जैसा लोग अपने घर के बच्चे को समझते हैं।

एक दिन ऐसा भी आया कि जिस यूजीसी-नेट के पीछे पूरी शिद्दत से लगा रहा और दो बार देने के बाद साढ़े तीन सौ पेज का एक नोट्स बनाया, जिसका बड़ा हिस्सा मेरे उसी 'मामला सीरियस है डाक साब' कहकर बुलाने वाले दोस्त ने तैयार किया था, उस पर लिखा- अंतिम प्रयास। ख़बरिया चैनल की नौकरी शुरू करने से पहले यूजीसी-नेट की परीक्षा देने के बाद बाहर निकलते हुए दोहराया था- इससे ज़्यादा अच्छे से और मेहनत से नहीं लिख सकता, हो गया तो ठीक नहीं तो मैं मान लूँगा कि एकेडमिक्स मेरे बूते की चीज़ नहीं है। यूजीसी पर स्टोरी करते हुए स्क्रॉल करते, फ्लैश होते न्यूज़ पर क्लिक किया और रिजल्ट देखा, कई-कई बार रोल नंबर मिलाया कि कन्फ़र्म हो गया- मेरा जेआरएफ हो गया है।

मीडिया की उस चमकीली और संभावनाओं से भरी दुनिया को अलविदा किया। हॉस्टल के लिए दोबारा से कोशिश की और इस बार जेआरएफ, पीएचडी में दाख़िला होने की वजह और सुपरवाइज़र का नाम जुड़े होने से आसानी से हॉस्टल मिल गया। वापस कैंपस की दुनिया में लौट आया। थोड़े महीने रहा भी। सबकुछ अच्छा ही चल रहा था। खाने को

लेकर भीतर से सादापन आदत का हिस्सा हो चुका था तो इस बात से बहुत फर्क़ ही नहीं पड़ता कि मेस में क्या बन रहा है, क्या नहीं? मीडिया की नौकरी ने दूसरे ढंग की समझदारी दी थी तो अब बाक़ी के लिए जो मुद्दे होते, मुझे वो चीज़ें बचकानी लगतीं। खाने-पीने के मुद्दे तो और भी। नज़रअंदाज़ करने का यह तरीक़ा इसलिए भी बनता चला गया क्योंकि अब मेरे लिए पैसा कोई बड़ा मामला नहीं रह गया था।

तब एचआर काटकर फ़ेलोशिप के बारह हज़ार रूपये मिलते जो कि हम जैसे के लिए पर्याप्त होते। मेरा काम मनोरंजन चैनलों की भाषिक संस्कृति पर रहा है तो रिकॉर्डिंग, सीडी-डीवीडी, लोगों से मिलने-जुलने, रिपोर्ट-किताबें ख़रीदने में कुछ ज़रूर ज़्यादा ख़र्च हो जाते लेकिन इतना भी नहीं कि सौ-पचास एकदम दांत से पकड़ने लग जाऊँ। यूजीसी फ़ेलोशिप ने मुझे भीतर से समृद्ध होने का अहसास कराया और उसका इतना अच्छा असर हुआ कि कभी किसी चीज़ को लेकर हाहाकार नहीं मचता कि हमारे पास ये होना चाहिए, वो होना चाहिए और न ही इस बात को लेकर उदासी कि ये चीज़ मेरे पास क्यों नहीं है? मेहनत के प्रति गहरा यकीं और साधन के प्रति ज़िम्मेदारी इस दौरान और बढ़ गई।

लेकिन इन सबके बीच, हॉस्टल से मन उचटने सा लग गया। लगा, जो जीवन जी रहा हूँ वो एमए के ही जीवन का दोहराव है। न चाहते भी हुए हम उन मुद्दों को लेकर अपना बहुत समय निकाल दे रहे हैं जिसकी ज़रूरत नहीं है। हम इस सेटअप में मिसफिट से हो गए हैं। दिल्ली में जिस हॉस्टल के लिए कभी लगता कि न मिलने पर ये पढ़ाई और शहर ही छूट जाएगा, उसे छोड़ने का मन करने लगा और एक दिन छोड़ ही दिया।

मयूर विहार के उस टूबीएच फ्लैट में उबली हुई सब्ज़ी के पीछे की पॉलिटिक्स, 'मामला सीरियस है डाक साब' और 'तुम हॉस्टलर्स तो भुक्कड़ होते हो, कुछ भी खा लोगे'... सब याद आने लगे। कुछ ही दिन पहले वर्ल्ड ट्रेड फेयर से गहरे लाल रंग की प्लेटें, ऑरेंज कलर की कटोरियाँ, सफ़ेद चाय की प्यालियाँ और इसी तरह की कुछ-कुछ चीज़ें लेकर आया था। खाना तो बेहद सामान्य सा ही था- आलू-परवल की सब्ज़ी, अरहर की दाल, सोनाचूर चावल, सैलेड और घर का अचार लेकिन जब सारी चीज़ें करीने से लगाईं तो लगा ये तो आर्ट जैसी दिख रही हैं। तब तक नोकिया का कैमरेवाला मोबाईल हाथ में आ चुका था, हौले से दो-तीन तस्वीरें लीं, नए-नवेले सोशल मीडिया प्लेटफ़ॉर्म फ़ेसबुक पर अपलोड किया और साथ में हैशटैग इस्तेमाल किया- बैचलर्सकिचन। अब सिर्फ़ खाना बनाना और खाना नहीं है। फ़ेसबुक पर माहौल भी बनाना है, आख़िर दुनिया भी तो देखे कि बैचलर-सिंगल मतलब जैसे-तैसे खाना और जीना नहीं होता। आगे से एक चूल्हा, फ़ेसबुक भी होगा जिस पर हम डिजिटल डाइट तैयार किया करेंगे।

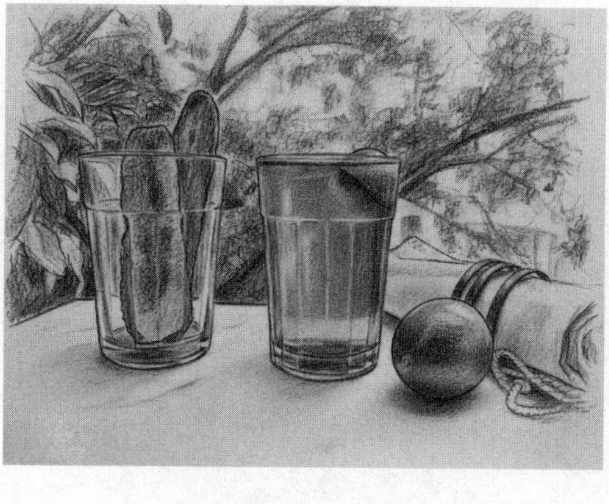

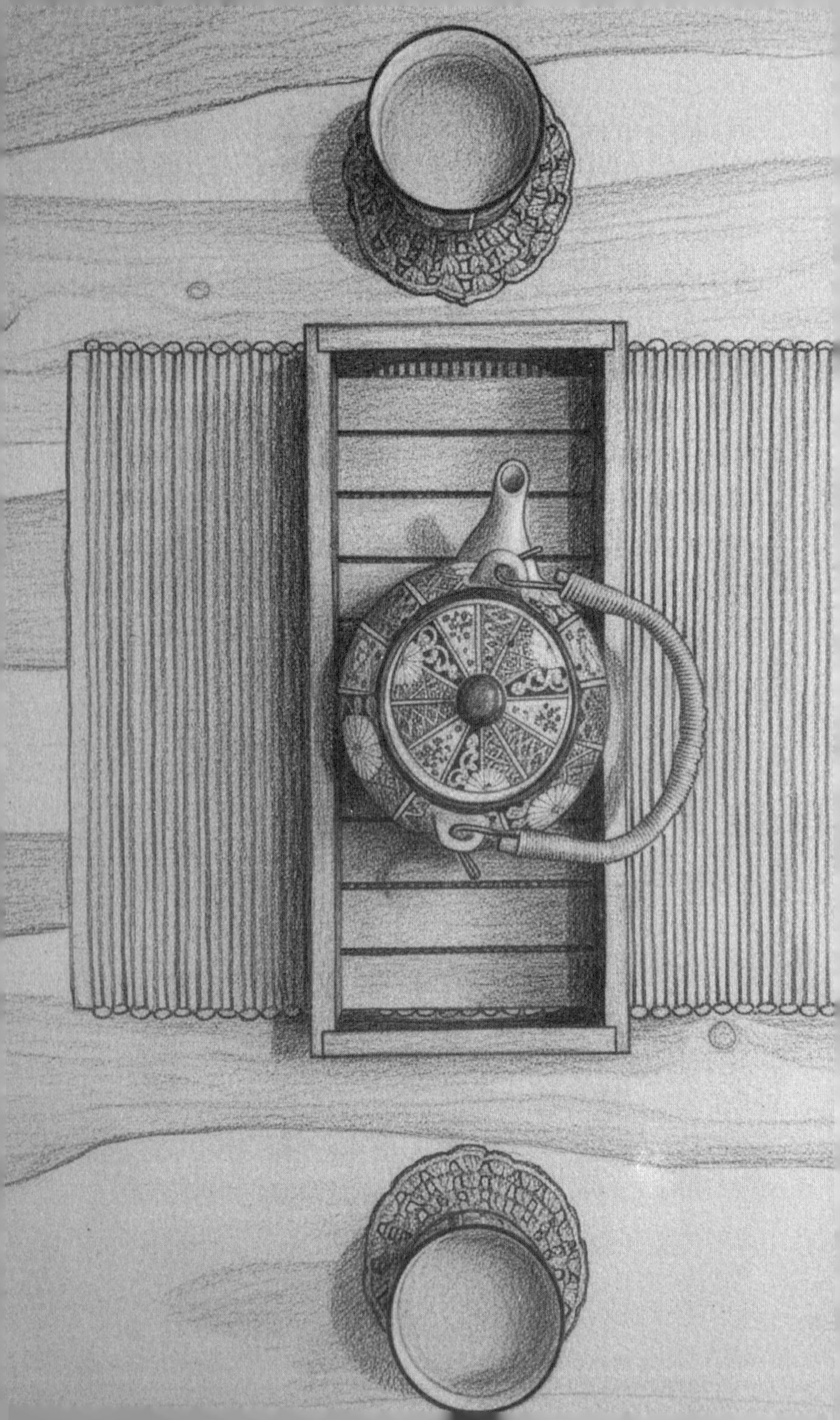

11

बैचलर्सकिचनः हमारे यहाँ माहौल सैट किया जाता है

तुम्हारे इस नाम के आख़िर में "अ" की जगह "आ" की मात्रा लगी होती,

न तो मुझे पार्टनर खोजने और गृहस्थी बसाने के बारे में आगे कुछ सोचना नहीं पड़ता...

फ़ेसबुक पर हैशटैग बैचलर्सकिचन के साथ खाने-पीने की तस्वीरों और पोस्ट से गुज़रने के बाद मेरे छुटपन के एक दोस्त ने जब टिप्पणी की तो उसके परिचित और मेरे दोस्त मौज़ लेने लग गए। कहने लगे कि बस अब हाऊस वाइफ़ बनने से कुछ कदम दूर हो। लेकिन मैंने अपने उस दोस्त की इस टिप्पणी को बहुत ही गंभीरता से लिया और बल्कि मुझे अच्छा भी लगा कि उसने बड़ी ही सहजता से वो बात कह दी जो आमतौर पर पाँच सितारा होटल के शेफ़ या फिर पीजी के कुक से अलग अपने लिए खाना बनाने वाले लड़कों-पुरुषों को लेकर लोगों का नज़रिया

हुआ करता है। रोज़ का खाना बनाना घर की औरतों का काम है और पेशेवर ढंग से खाना बनाते हुए पुरुष देखे जाते हैं।

इस एक लाइन की टिप्पणी के साथ मुझे ऐसे दर्जनों पुरुषों के चेहरे याद आने लगे जो सीधे-सीधे घर के लोगों से कह नहीं पाते कि अब मुझे शादी करनी है तो बातचीत में धीरे से एक पंक्ति जोड़ देते- मुझे अब खाने-पीने में बहुत दिक़्क़त होती है तो... लड़के-पुरुष जब तक स्ट्रगल कर रहे होते हैं, करिअर बना रहे होते हैं, तब तक वो कहीं भी... मेस, ढाबे, रेहड़ी-पटरी पर खा लेते हैं, खाना उनके लिए इतना बड़ा इश्यू नहीं होता कि जिसके पीछे बहुत सिर खपाएँ। कुछ नहीं तो मैगी या फिर ब्रेड ऑमलेट ज़िंदाबाद... लेकिन करिअर बन जाने और पैसे कमाने लगने के साथ ही खाने-पीने में दिक़्क़त होने लग जाना, स्वाभाविक है। यह स्वाभाविकता स्थिति कम, एक मुहावरा ज़्यादा है। ऐसे में मेरे दोस्त ने जब ये टिप्पणी की तो लगा कि तीर एकदम निशाने पर लगा है। बैचलर्सकिचन की तस्वीरें फ़ेसबुक पर साझा करने के साथ अलग से कोई फिलॉसफी झाड़ने के बजाय मैं जो लगातार लिखता जा रहा हूँ, वो लोगों को ठीक-ठीक समझ आ रहा है।

और वैसे भी मैं दिल्ली शहर में अकेले कोई सूरमा तो हूँ नहीं कि ख़ुद से, ख़ुद के लिए रोज़ खाना बनाता हूँ। मेरी तरह हज़ारों बैचलर्स-सिंगल होंगे जो खाना बनाया करते हैं। हाँ ये ज़रूर है कि वो मेरी तरह फ़ेसबुक या दूसरे सोशल मीडिया प्लेटफ़ॉर्म पर साझा नहीं करते या फिर इस रूप में नहीं बताते कि खाना बनाते हुए बहुत मज़ा आता है। मैं ये काम किसी भी तरह की मजबूरी में नहीं, शौक से कर रहा हूँ। मैं जब हॉस्टल में रहा करता और मेस क्लीनिंग के नाम पर महीने में एक दिन रात का खाना नहीं मिलता तो साथ के लोग अपने यहाँ बुला लेते। इंदिरा विहार,

मुखर्जीनगर, नेहरू विहार, तिमारपुर में रहनेवाले मेरे सीनियर या बैचमेट जिन्हें हॉस्टल नहीं मिला या फिर कभी उन्हें रहने का मन ही न हुआ, कैंपस से अलग रहकर ख़ुद बनाते-खाते। उनमें से ज़्यादातर मुझसे कहीं बेहतर, स्वादिष्ट और सफ़ाई के साथ खाना बनाते। बनाते हुए पूरे माहौल को ऐसा कर देते, जैसे कि ब्लैक डॉग-सिग्नेचर की बॉटल खुलने ही वाली हो। जिनका कोई ब्रेकअप हो गया होता, वो एकदम से गुरुदत्त की दुनिया में चले जाते। खाना बनाते हुए हल्दी-नमक डालते हुए इस नज़र से ऊपर की तरफ़ ताकते कि जैसे सब्ज़ी में महज़ स्वाद नहीं, टीस पैदा करनी चाह रहे हों। जिनका ब्रेकअप ये सब का चक्कर नहीं होता, वो स्कूल के समय की किसी प्लेटॉनिक... याद करके कहते- जानते हो! हम हिम्मत ही नहीं जुटा पाए, खुलके एक बार कह देते न तो न नहीं बोलती। ऐसा हमको इसलिए लगता है कि पूरा क्लास में इरेज़र-कटर हमीं से चाहिए होता। लेकिन उसका चेहरा जितना मासूम था, पापा का चेहरा याद करता हूँ तो लगता है- कुछ भी उनको डाउट होता न तो खाल उधेड़कर रख देते।

गुरुदत्त-गीता दत्त, जगजीत सिंह, उस्ताद नुसरत फतेह अली खाँ साब... के बीच यूपीएससी की तैयारी करनेवाले और डीयू छात्रों से ठसाठस भरे इलाक़े में एक ख़ास तरह की नीरव शांति पैदा हो जाती। तब हमारा बस शरीर ही इस शहर में होता, मन छूटे हुए उस शहर, क़स्बे का रूख़ करके उस चेहरे को ढूँढने लग जाता जिसके साथ दिल्ली शहर के संघर्ष को साथ झेलने-जीने की रूमानियत पैदा होती। हम उस चेहेरे को ठीक उसी तरह खोजने और उस पर मन टिकाने की कोशिश करते जैसे आधी रात में गाँव-क़स्बे के बीच से होकर गुज़रती ट्रेन की खिड़की से दूर टिमटिमाती रोशनी के स्थिर होने की कल्पना करते।

लेकिन मैंने ग़ौर किया कि मेरे साथ के ये लोग खाना जितने मन से बनाते हैं और बनाते हुए जिस तरह का माहौल सैट करते हैं, परोसते और खाते समय उसके प्रति उतने ही उदासीन हो जाया करते हैं। एकाध बार मेरे कहने में उनका जो जवाब होता वो मुझ पर बनावटी-नकली होने का लेबल चस्पा कर देने की आशंका पैदा करता। अरे यार- खाना ही तो है, अब इसमें कलाकारी झाड़ने का क्या मतलब है...निकालो और खाओ। इतना ही देखना है न कि दाल-चावल फ़र्श पर न गिरे और गंदा न हो।

फ़र्श पर न गिरे और गंदा न हो, इसके लिए दि हिन्दू अखबार बिछाया जाता जिसके बीच-बीच में कई खिड़कियाँ होतीं। दिन में अंडरलाइन करके पढ़ने के बाद उस आर्टिकल को काटकर पिन बोर्ड पर चिपका दिया जाता। सप्ताह के आख़िर में पर्यावरण, राजनीति, अन्तर्राष्ट्रीय परिदृश्य... जैसे अलग-अलग मुद्दे पर बनाई गई फ़ाईल में डाल दिया जाता। खिड़कीवाले इस अख़बार से उस हिस्से तक फ़र्श झाँकता रहता। उसी अख़बार पर कूकर रख दिया जाता, उसी पर कड़ाही, अचार और घी का डब्बा भी। तीन-चार, जितने भी लोग होते, उनकी प्लेटें फैला दी जातीं। जबतक कटोरी निकाली जाती कि तबतक उनमें से कोई एक खाना शुरू कर देता। टोकने पर कि अरे यार, इतनी मेहनत से बनाए हो, ज़रा इत्मिनान से, प्यार से परोस तो लेने दो... कहनेवाले का मज़ाक बनाता- पेट में ही तो जाना है महाराज! दाल कटोरी में निकालकर खाओ या सीधे प्लेट में... क्या फर्क़ पड़ता है! नतीज़तन, खाना बनाने तक जो बारीक़ियाँ होतीं वो परोसे जाने तक एक ख़ास तरह की लापरवाही और बेलौस अंदाज़ में बदल जातीं। जितना धैर्य, दम साधे खाना बनाने तक लोग रखते, खाना बनते ही सब पीछे छूट जाता और एकदम से टूट पड़ने के अंदाज़ में वो खाने लग जाते। वो यह सब

ज़मीन से जुड़े होने, सादगी और शहर में आकर बनावटी न बन जाने के तर्क के साथ करते लेकिन ऐसा करते हुए वो वहीं खड़े हो जाते जहाँ बैचलर्स-सिंगल्स को लेकर स्टीरियोटाइप बनते हैं। बैचलर्सकिचन में मुझे यही नहीं करना है।

मनोरमा अक़्सर एक वाक्य दोहराया करती- जे देखे के नहीं तो चखे के क्या? उसके इस एक वाक्य का मूल मतलब होता कि खाना जीभ पर रखकर स्वाद लेने से पहले, आँखें उसके स्वाद का अंदाज़ा लगा लेती हैं। जिसको एक बार खाना देखना आ गया, उसके लिए बनाना और बिना चखे- कच्चा है कि पक्का, तेल मसाला ज़्यादा है या कम, बासी है या ताज़ा... सब समझ आने लगता है। मैंने कई बार ग़ौर किया कि वो सबके लिए खाना परोस देती, हम खाने लगते कि अचानक से कोई कटोरी उठा लेती। उठाने के पहले कहती- रूक जाओ बच्चा! उसको मत खाना, दूसरा देते हैं। मुझे उस कटोरी में कोई कमी नज़र नहीं आती लेकिन दूर से बैठी मनोरमा को नज़र आ जाता कि साइड में बाल चिपका है। बाल कहाँ से आ गया, देख-पोंछकर तो परसे थे दाल। आसपास के घरों में कोई गुस्से में परोसे गए खाने की प्लेट हवा में उछाल देता कि इसमें बाल है, इसमें पंख आ गया है, इसमें लोहे की गंध आ रही है और मनोरमा परोस लेने के बाद एक डिस्क्लेमर लगाती- किसी को खाने में कुछ पड़ा हुआ दिखता है, बर्तन में कुछ लगा हुआ दिखता है तो बताना। तरीवाली सब्ज़ी, खीर-सेवई या ऐसी कोई भी चीज़ जिसका अंश धीरे-धीरे रोटी में लग जाए, उन्हें अलग बर्तन में देती। सूखी चीज़ प्लेट में रखने के बाद इस बात का ख़याल रखती कि एक चीज़, दूसरी चीज़ से मिले नहीं। घर में बुआ और उनका परिवार आ जाता तो हम बच्चों से कहतीं- तुमको लाल साग थाली में ही दे दें बच्चा, आदमी बढ़ने से रोज़

का कटोरी कम पड़ गया है, निकालना पड़ेगा, अब ऊपर कौन चढ़े? वो लोग चार-पाँच दिन रह जाते तो एक-दो दिन बाद ख़ुद ही कहती- बुतरु को रोज़ साग-सब्ज़ी थाली में देना पड़ जाता है। पापा की तरफ़ इशारा करते हुए कहती- ऊपर का कार्टन से निकाल दीजिए तो चार-पाँच कटोरी। खाना परोसते हुए एकदम शांत रहती, पूरे मन से सबकुछ परोस लेने के बाद निहारती और अपने आप से कहती- कुछ छूटा तो नहीं, हो गया... उसके बाद हमें बुलातीं- ले जाओ बच्चा खाना। बड़े लोगों की थाली-प्लेट ख़ुद से लाकर देतीं। बाद में जब हम बड़े हुए और देखा कि सबको खिला लेने के बाद वो अपने लिए परोसने के बजाए बस खाना निकाल लेती है तो टोकना शुरू किया। ख़ुद उसे उसी तरह से परोसकर देने की कोशिश की तो वो भी ढंग से अपनी प्लेट तैयार करने लगी। तब सारा खाना एक साथ निकालकर बैठने का चलन नहीं था तो हर बार चीज़ें रसोई से निकालकर लातीं। इस पर टोक-टाक करना शुरू किया और फिर- 'तुम हमारे साथ नहीं खाओगी तो हम भी नहीं खाएँगे।'

मनोरमा के घर में खाना परोसने को एक कला के तौर पर देखा जाता। किसी के घर जाने पर, वापस आता तो खाने में क्या दिया जानने से पहले पूछती- ठीक से खाना परोसकर दिया था न! उस ठीक से परोसे जाने में वही बातें शामिल होतीं- सबसे पहले तो ये कि ऐसा तो नहीं था कि किसी को पापड़ दिया, किसी को नहीं। किसी को गुलाब जामुन मिला, किसी को नहीं। किसी को रोटी एकदम चित्तेदार मिल गई तो किसी की ठीक से फूली हुई भी नहीं। दूसरा कि परोसने में कोई चीज़ रोटी में लग तो नहीं गई। दोबारा लेने के लिए पूछा कि नहीं। तब किसी के यहाँ जाने पर दो तरह का खाना होता- एक तो जितनी अपनी भूख है और दूसरा कि आग्रह करने के बाद जितना खाया। हममें से कोई कह

देता- पीयूष भैया तो तीन गुलाब जामुन खा गए तो मनोरमा पूछती- तीनों अपने से खाए कि दो आग्रह करके खिलाया तुमको? कुल मिलाकर खाना परोसने, खिलाने और आग्रह किए जाने का प्रसंग इतना ज़रूरी होता कि किसी से बातचीत बंद हो जाने की स्थिति में उसे रेफरेंस के तौर पर याद किया जाता, दोहराया जाता।

बैचलर्सकिचन में सामान्य स्थिति में एक का ही खाना बनता है। जो बनानेवाला है, वही परोसनेवाला, वही खानेवाला और वही समेटनेवाला भी। लेकिन यह मनोरमा रसोई की छाया से कभी भी मुक्त नहीं है। ऊपरी तौर पर स्पेस, शहर, बासन-बर्तन-बनाने के तरीक़े से लेकर एक-एक चीज़ अलग है लेकिन उसकी फिलॉसफी वही है जो उस रसोई की हुआ करती और वो ये कि इसी रोटी-भात के लिए इंसान इतना तरद्दुद झेलता है और इसी को जैसे-तैसे बनाएगा, खाएगा... ये नहीं होना चाहिए। इंसान शौक से बनाए, शौक से परोसे और शौक से खाए, खिलाए। जिसको किसी मजबूरी से नहीं जुट पाता है साधन, वो जैसे-तैसे पेट भर लेता है, क्या करे लेकिन जिसके पास हर तरह का पदारथ है, उसको इसे ठीक से करना चाहिए।

तो हैशटैग बैचलर्सकिचन के साथ फ़ेसबुक पर जब खाने-पीने की तस्वीरें इस फिलॉसफी के साथ अपडेट करने लगा तो समझो ज़िंदगी में मनोरमा रसोई की दोबारा से वापसी हो गई और उस वापसी के दरम्यान जो टाइमलाइन कमेंट्स आने शुरू हुए, उनमें से कुछ याद रह गए बल्कि वो अब भी आते रहते हैं-

अकेला जान के लिए इतना कौन करता है?

ये सब आपने बनाया है?

खाना ही तो है, इसमें इतना तामझाम करने की क्या ज़रूरत है?

आप खाना बनाने के बाद, सजाने का धैर्य कहाँ से लाते हैं, मेरा तो ये है कि बन जाने के साथ ही टूट पड़ो।

आपने प्लेट में जितना लगाया है, उतना ही बनाया भी है। इत्ती सी दाल किस कूकर में बन जाती है?

तरबूज की जो तस्वीर लगाई है, बाक़ी बचे का क्या करते हैं?

अरे कब तक ख़ुद से हाथ जलाकर बनाते रहिएगा, ब्याह कर लीजिए।

इन सबके बीच बाद के दिनों में, अपने कालीन भैया पंकज त्रिपाठी का इनबॉक्स में भेजा संदेश न केवल याद रह जानेवाला है बल्कि इससे उदास मौसम में बहुत बल भी मिलता रहा-

“विनीत बाबू आपके सौन्दर्यबोध से मैं लगातार सम्मोहित होता जा रहा हूँ। आप बैचलर्सकिचन नाम मत दीजिए। कल दीपावली के दिन आपका एक वीडियो देखा जिसमें घर बड़ा करीने से सजा हुआ था और कुछ बात कह रहे थे आप। मुझे लगा था बैचलर्स का घर इतना बढ़िया है तो उसको बैचलर ही रहना चाहिए। हाहाहा।”

इलाहाबाद में मैं एक बार उनकी फ़िल्म गुडगाँव पर उनसे बातचीत करने पहुँचा। मैं होटल में बैग पटकर सीधे संगम पर चला गया। लौटकर आया तो वो रिसेप्शन पर ही मिल गए। मैंने संकोच में हाथ बढ़ाया कि एकदम से बाहों में भर लिया- विनीत बाबू! आपका बैचलर्सकिचन का फोटू सब देखकर मन ख़ुश हो जाता है। एकदम पटना का अपना दिन याद आ जाता है।

थोड़ी देर तक खाने-पीने की दुनिया पर बात करते रहे। मीडिया में उनकी तमाम तरह की बातचीत के बीच खाना बनाने और उस दौर के दिनों को लेकर अभी ढंग से बहुत कुछ आया नहीं है।

पंकज त्रिपाठी के साथ मुझे ये दोनों एपिसोड बहुत अच्छा लगा कि दुनियाभर की बातों के बीच वो मुझे इस तरह से जानते हैं और खाना बनाने के अपने उन दिनों को इससे जोड़कर याद करते हैं। ख़ैर, सवाल है कि खाना तो कोई भी दस-पाँच दिन की मेहनत करके, वीडियो-रेसेपी बुक देख-पढ़कर बनाना सीख जाए लेकिन उसे इस अंदाज़ में कि तस्वीरें देखकर खाने से कहीं ज़्यादा बनाने और दिलकश अंदाज़ में पेश करने का मन करने लग जाए, बैचलर्सकिचन की असल कहानी यहाँ से शुरू होती है। आसान शब्दों में कहें तो खाना तो कोई भी बना ले लेकिन माहौल? माहौल हर कोई बना सकता है, ये कोई एक दिन की चीज़ है और वो माहौल भी उसी अकेली जान के लिए जिसकी बिटविन द लाइन्स अर्थ है- अकेले के जीवन से राग पैदा नहीं होता। कोई साथ हो तो फिर भी कर लें, कभी-कभी अकेले होने पर भी लेकिन ये रोज़-रोज़, साल-दर-साल...न बाबा न...इम्पॉसिबल।

बैचलर्सकिचन इसी इम्पॉसिबल को बहुत ही धीरे-धीरे, प्यार से पॉसिबल की तरफ ले जाने की कोशिश है जहाँ खाना बनाने और खाने के बीच, माहौल बनाना, बनाए रखना बड़ा काम है। और यह सब करते हुए एक ऐसे बिन्दु तक जाना जहाँ अकेलेपन की उदासी और उसका विलाप नहीं, जीवन की उत्सवधर्मिता है। रोज़ का जीवन जीने के बीच का उत्सव और स्पेशल डे, वीकेंड, आज खाने में क्या है, वही लौकी की सब्ज़ी! जीवन में उत्साह पैदा करने और पुराने घिसे-पिटे पैटर्न को दोहराने की कोशिश से अलग एक सहज जीवन जिस पर न शहर हावी

हो और न उसके मँहगे कैफ़े- रेस्तराँ। न ही घर का खाना बोरिंग और उबाऊ लगे और न ही उफ्फ! आज फिर खाना बनाना पड़ेगा और सबसे ज़्यादा ये कि आज फिर हेल्प नहीं आई... डिनर पर तो पहाड़ ही टूट गया, क्या करें?

मेरी दोस्त पहली बार जब बैचलर्सकिचन आयी तो बहुत ख़ुश हुई कि जिसकी तस्वीरें हम फेसबुक पर देखा करते, आज उनके बीच हूँ। थोड़ी देर के लिए उसे ये भी लगा कि ये सारा तामझाम उसके लिए किया है और सब बनावटी सा है... ज़ाहिर है, कुछ तैयारी तो उसके लिए की ही थी। बैचलर्सकिचन डायनिंग टेबल पर सजी सारी चीज़ें उसकी पसंद और रंग के हिसाब की थीं और उस डिनर का अलग से उसके नाम से जोड़कर नाम दिया था लेकिन बाक़ी चीज़ें वैसी ही जो मैं ख़ुद के लिए भी किया करता हूँ। मसलन मैं चाय-कॉफ़ी मग, कटोरियां... कुछ भी सीधे मेज़ पर नहीं रखता, पहले टी कॉस्टर तब उसके बाद कॉफ़ी मग-कटोरियां। पानी सीधे बोतल से उठाकर नहीं पीने लग जाता, प्रॉपर गिलास में निकालकर, आराम से बैठकर। खाने की एक से ज़्यादा चीज़ हो तो ट्रे में रखकर जिसके साथ हैंकी और एक-दो अतिरिक्त चम्मच। हैंकी की रोल बनी रहे, इसके लिए अलग से रिंग आते हैं, उसे लगाने पर अक़्सर एक स्त्री टिप्पणी करती हैं- इस रूमाल और चम्मच को तुम इस क़ैद से आज़ादी दिलाओ। मैं स्माईली लगाकर तब भी इस तरह चीज़ें परोसना जारी रखता हूँ। डायनिंग टेबल पर बिना रनर लगाए खाने की प्लेट नहीं लगाता। अलग-अलग मौक़े के रनर और उनके रंग हुआ करते हैं जो कि अब उपहार में भी मिलने लगे हैं, बदलता रहता हूँ। मुझे ये सब करना कोई अतिरिक्त काम नहीं लगता बल्कि खाना बनाने का ही हिस्सा लगता है। अमूमन एक सिंगल-बैचलर्स के घर में कॉफ़ी मग

या इलेक्ट्रिक केटल, फ़्लास्क जैसी चीज़ें उपहार में मिली होती हैं लेकिन मेरे दोस्तों ने अलग-अलग मौक़े पर रनर से लेकर लेमन यलो राईस कूकर, कटोरियों की सेट, हैंकी सेट, टी कॉस्टर, डस्टर...ऐसी दर्जनभर चीज़ें, जिनके रंग इतने अलग से पहचाने जाते हैं कि ग़ौर करने पर लगता है कि अपनी तो सिर्फ़ जगह है, जुटायी गयी चीज़ें और पसंद तो दोस्तों की है।

मनोरमा की वो बात याद आती है कि हम तो आधा ही खाना बनाते हैं, आधा खाना तो खवैया बनाता है...यहाँ तो दोनों मैं! तो ऐसे काम को खाना बनाने में शामिल कर लूँ या फिर खाने में, मेरी मर्ज़ी। आमतौर पर घरों में खाना बन जाने पर कटोरी-प्लेट-कटलरी लगाते हैं लेकिन देर शाम मैं जब काम से घर लौटता हूँ तो कॉफ़ी पीने के बाद खाना बनाने से पहले डायनिंग टेबल ठीक करता हूँ। रनर और बाक़ी चीज़ें जमाता हूँ, प्लेट-कटोरियाँ और ग्लास सब उलटकर रख लेता हूँ। मतलब पूरा माहौल सेट, अब बस खाना बनाना रह गया है। और ये तो बीस मिनट की बात है। टेबल सज जाने के बाद, खाना बनाने का अपने आप मन करने लग जाता है।

दो-चार बार आने के बाद मेरी दोस्त को समझ आ गया कि ये लड़का ख़ुद भी, अपने लिए भी इसी तरह से सारी चीज़ें सजाकर, प्रॉपर तरीक़े से खाता-पीता है जिसका शो-ऑफ से कोई संबंध नहीं है। फेसबुक-इन्स्टाग्राम पर तस्वीरें लगाने के अलावा भी इस बैचलर्सकिचन के कई रंग और अंदाज़ हैं जो इसके जीवन में नमक की तरह घुले हैं। इसमें किसी तरह का कोई बनावटीपन नहीं है और ऐसा भी नहीं है कि ख़ुद को सिकोड़कर घर में चलना है कि कुछ भी गड़बड़ न हो। ये बस दुनिया

को बताने के लिए है कि बैचलर्स-सिंगल्स को लेकर जो स्टीरियोटाइप है, उससे बाहर निकलो।

यह सब उसने कभी मुझसे इसी तरह से कहा नहीं लेकिन मेरे रोटी बेलने- फुलाने के बीच जब बैचलर्सकिचन की स्लैब पर बैठकर सामने रखे डब्बे से कुछ-कुछ निकालकर खाना शुरू करती तो सब जाहिर हो जाता। मनोरमा मेरे भीतर जाग जाती और उसकी ही तरह कटोरी निकालने लग जाता कि आराम से खाओ...मैं ख़ुद से ले लूँगी न जैसे वाक्यों के बीच से स्वाभाविक ढंग से मैं बोलने लग जाता- अपने घर में तो तुम ख़ुद से लेकर-परोसकर खाती ही रहती हो, बैचलर्सकिचन आयी हो, थोड़ा तो राहत महसूस करो। उस पूरे वक़्त तक मनोरमा को जिन बातों के लिए घर जाने पर टोका करता, करने से मना करता...मैं ख़ुद भी वैसा ही करने लग जाता.. उस दौरान मेरी भाषा तक बदल जाती। इस डेढ़ रोटी से क्या होगा, ठीक से खाया करो बच्चा। एक वयस्क के लिए इस तरह बच्चा कहना अजीब तो है लेकिन रसोई और डायनिंग टेबल के बीच उसके लिए यही शब्द निकलता। उस पर और कि उसने अभी दो बाइट भी ठीक से न ली हो कि बैंगन का भर्ता कैसा बना है, जैसे सवाल... सैकड़ों किमी दूर बैठी मनोरमा की आत्मा जैसे मेरे भीतर प्रवेश कर गयी हो।

यार! ये जो खाना बनाकर दूसरों को खिलाते हैं वो सबके सब माँ टाइप क्यों हो जाते हैं, मैं भी जब घर जाती हूँ तो माँ खाना परोसने के तुरंत बाद पूछती है- ये कढ़ी में स्वाद आया?

बाद में मैं ख़ुद भी सोचता कि मुझे क्या हो जाता है ? मैं क्यों किसी ग्रैड के फर्स्ट ईयर के बिटुआ-बिन्नी की तरह इन्टरनल जमा करते ही उसके मार्क्स जानने के अंदाज़ में पूछा करता हूँ- और दाल कैसी बनी है?

चलो, सैटरडे तो निकल गया, अब संडे को मैं भी तुम्हारी तरह जाकर थोड़ा घर ठीक-वीक करूंगी। अपने रहने की जगह थोड़ी कोज़ी सी तो होनी ही चाहिए...

उसे बैचलर्सकिचन आना अच्छा लगता। जाते हुए हर बार उसका कहा हासिल एक सर्टिफिकेट सा लगता और इस बात को लेकर अतिरिक्त ख़ुशी मिलती कि इस रसोई से वो प्रभावित होकर अपनी रसोई भी इसी तरह व्यवस्थित करने की कोशिश करना चाहती है। आख़िर फेसबुक-इन्स्टा पर लिखने-तस्वीरें लगाने के पीछे यही इरादा तो काम कर रहा होता है कि दुनिया के सारे सिंगल्स-बैचलर्स को लेकर जो स्टीरियोटाइप हैं, वो ध्वस्त हो।

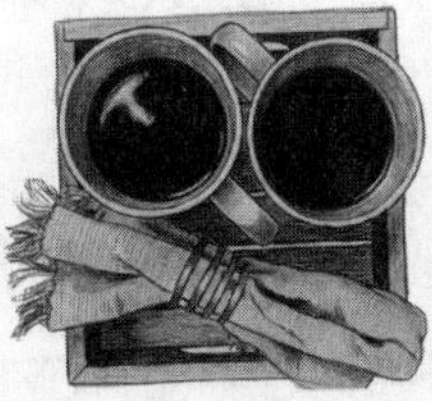

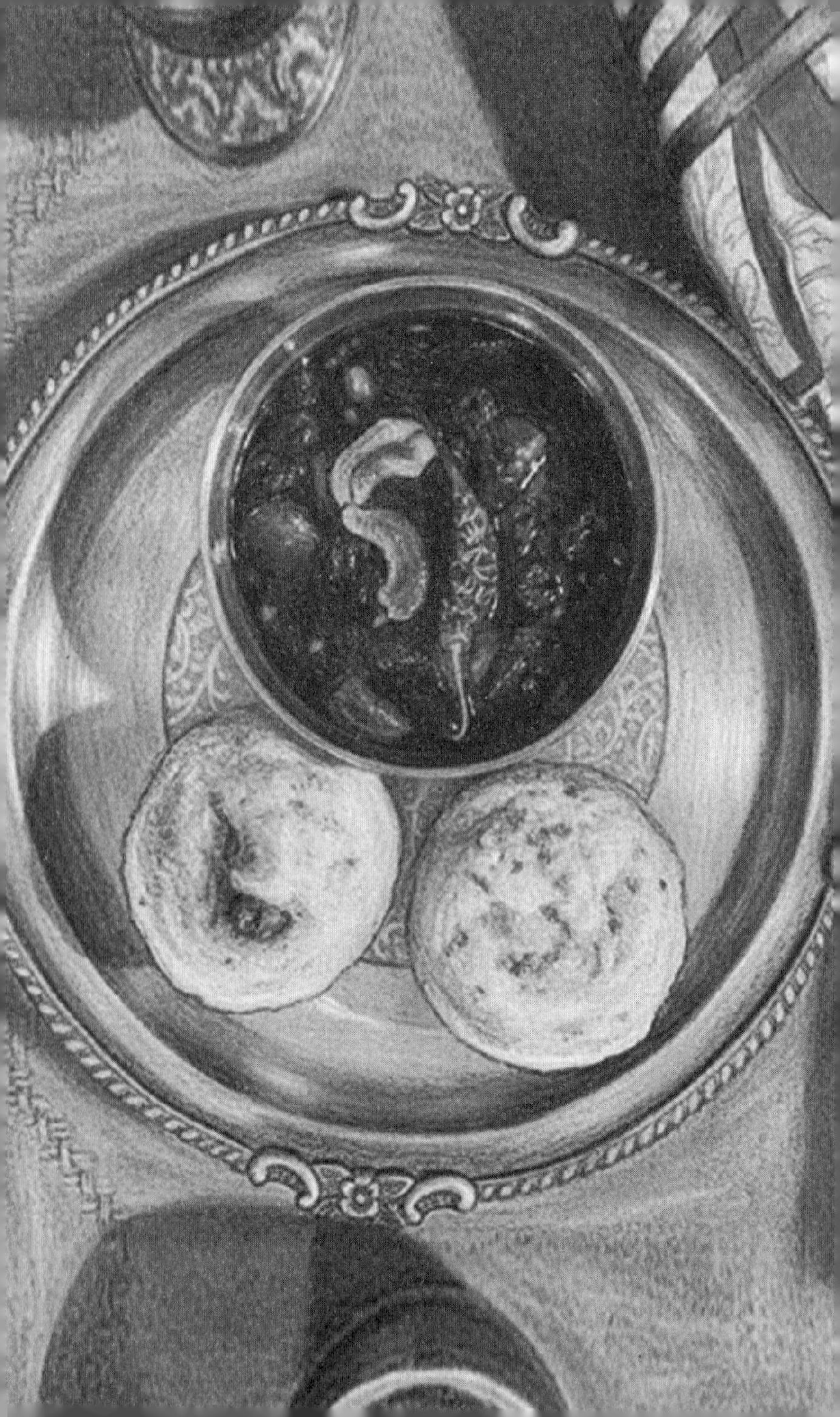

12

रेसेपी माँगकर हमें शर्मिंदा न करें

और ये रहा- हरे चने की घुघनी और चूड़ा...बैचलर्सकिचन की ख़ास पेशकश।

घुघनी की रेसेपी प्लीज़।

सोशल मीडिया और ख़ासतौर पर फ़ेसबुक पर आप खाने-पीने की कोई चीज़ डालें और कोई एक न एक उसकी रेसेपी न माँगे, ऐसा हो ही नहीं सकता है। जो लोग सोशल मीडिया ट्रेंड को समझते हैं, वो इस बात को बेहतर कनेक्ट कर पा रहे होंगे कि एक दौर में हर दूसरी-तीसरी बात के साथ टिप्पणी आनी शुरू हुई- नाइस! इस नाइस के साथ तो इतनी ज़्यादती होने लगी कि बाद में मीम्स बनने लगे। इसी तरह आप किसी किताब के बारे में अपडेट करें और किताब अंग्रेज़ी में है तो यह संभव ही नहीं है कि जितनी भी टिप्पणियाँ की गई हों, उनमें से एक टिप्पणी इस सवाल के साथ न हो- क्या इसका हिन्दी अनुवाद उपलब्ध है? और

दूसरा यह कि क्या आपके पास इसकी पीडीएफ है? इन दो सवालों के अलावा मूल्य कितना है, प्रकाशक कौन है, कब आई है... जैसे सवाल तो होते ही हैं जबकि ये सारे वो सवाल हैं जिनके लिए किताब का नाम और लेखक गूगल सर्च में डालते ही ऑनलाइन किन-किन प्लेटफ़ॉर्म पर ख़रीद के लिए उपलब्ध है सहित प्रकाशक, प्रकाशन वर्ष, रिव्यू आदि सब आ जाते हैं। ख़ैर...

खाने-पीने की किसी भी चीज़ की तसवीर डालने पर रेसेपी की माँग के साथ टिप्पणी आएगी ही, ये एक तय सी बात है लेकिन शुरू से मैंने भी तय किया कि रेसेपी नहीं बतानी है। कई साल हो जाने के बाद अब थोड़ा-थोड़ा शेयर करने लगा हूँ। कई बार पोस्ट और तस्वीर में नहीं तो वीडियो या रील्स इस तरह से बनाने की कोशिश करता हूँ कि रेसेपी भी शामिल हो जाए। इसके पीछे कोई अकड़ या ज़िद न होकर, उस इरादे को दोहराना रहा है जिसके पीछे बैचलर्सकिचन की पूरी कहानी खड़ी है। और वो इरादा ये कि करिअर, पढ़ाई, घर से सैकड़ों किलोमीटर दूर रहकर नौकरी करने के पीछे जो कुछ भी पीछे छूट गया और जिसकी कसक जब-तब उठती है, उसे बैचलर्सकिचन के जरिए हासिल करने की कोशिश करनी है। ज़रूरी नहीं कि वो सबके सब उसी रूप में आ जाएँ लेकिन किसी न किसी रूप में तो आ ही सकती हैं, एक बार कोशिश करके देखने में क्या जाता है? ये कोशिश मेरी टाइमलाइन से गुज़रनेवाले लोग भी करते हैं तो हमारे सामने खाने के बहाने, यादों के कितने अलग-अलग झरोखे होंगे।

जिस तरह दुनिया के बाक़ी लोगों के लिए यूट्यूब पर, फ़ूड ब्लॉग पर पोस्ट और वीडियो की शक़्ल में हर वो चीज़ और वो भी अलग-अलग

तरीक़े से बनाने की विधि-सामग्री-परोसने के तरीक़े उपलब्ध हैं, मेरे लिए भी हैं ही लेकिन मैंने आज के दिन तक इन वीडियोज़ और टेक्स्ट में बताई रेसेपी के हिसाब से बैचलर्सकिचन में कुछ भी बनाने की कोशिश नहीं की। ऐसा करने का मतलब होता उन कई इरादों में जो एक मज़बूत इरादा मनोरमा और दीदी से संवाद गहरा करते जाना था, वो पीछे छूट जाता।

इन दोनों बेहद समझदार स्त्रियों को मेरे एमए करने के बाद लगने लगा कि मेरे पास घर-गृहस्थी, इधर सगाई-उधर बारात... की बातें करने का न तो समय रहता है और न इन बातों में मेरी कोई गहरी दिलचस्पी ही है। पढ़ाई-लिखाई का सिरा भी बहुत दूर चला गया है कि उसे लेकर बात करें। यह तो भला हुआ कि मैंने पीएचडी का विषय ही 'मनोरंजन चैनलों की भाषिक संस्कृति' चुना जिसका बड़ा हिस्सा सास-बहू सीरियलों के अध्ययन पर केंद्रित रहा तो दोनों से न केवल लगातार बातचीत होती रहती बल्कि दर्शक प्रभाव के सिरे से इन्हें समझने में सहयोग भी मिला। लेकिन खाने-पीने को लेकर जिस हौसले, उत्साह और आधिकारिक ढंग से मनोरमा और दीदी, बाद में भाभी भी... बात करतीं, वो शायद दूसरे किसी विषय पर संभव नहीं होता। बाक़ी मसअलों पर बात करते हुए उनके दिमाग़ में यह बात रहती कि ये तो ख़ुद पीएचडी कर रहा है तो इसे मुझसे ज़्यादा पता होगा लेकिन खाने-पीने की बात आते ही उनके भीतर का एक ट्रेनर-मेंटॉर जाग उठता। दीदी! तुम कढ़ी बनाती है तो उसके भीतर एकदम फ़ोम जैसा कैसे छोटा-छोटा गोल सा टेक्सचर बन जाता है और तोड़ने पर पकौड़े छिलके जैसे अलग हो जाते हैं? इतना कहना होता होता कि वो वाक्य शुरू ही समझाने से करती- तुम बेसन में पानी मिलाता है न तो एक ही बार पानी डालने के बजाए थोड़ा-थोड़ा करके डालेगा न तो गुठली नहीं बनेगा और पकौड़े हल्के बनेंगे। बहुत

ज़्यादा मीठा सोडा या फिर इनो डाल देने से कढ़ी में या फिर तलते वक़्त ही टूट जाएँगे।

माँ, आज अचानक से मेरा मन प्याजी बनाने का हुआ। यहाँ किंग्सवे कैम्प में पकौड़े की एक दूकान है जिसके यहाँ से बीस रूपये के पकौड़े लो तो एक-एक सबके देता और एक प्याज का भी लेकिन उसमें वो बात नहीं रहती जो तुम बनाती हो। तुम्हारी बनाई प्याजी में प्याज की एक-एक कली अलग से दिखाई देती है और आटा/बेसन उतना ही रहता है जितने से कि आपस में चिपके रहें। यहाँ का तो बहुत भारी सा रहता है। मैंने एक बार कोशिश की तो सारा प्याज छितरा गया।

तुम प्याज बहुत ज़्यादा डाल दिए होगे और बेसन का घोल भी एकदम पतला कर दिए होगे तो छितरा गया होगा। घोल थोड़ा सा गाढ़ा रखना होता है। चम्मच से घोल ऊपर उठाकर देखना, गिराने पर वो एकसहन धीरे-धीरे गिरता है तो समझो सही घोल बना है, जैसे घी ढारने पर होता है, पानी जैसा एकदम से नहीं। अबकी बार करके देखना। बाज़ार वाला इसलिए भारी हो जाता होगा कि एक तो प्याज कम डालता होगा और दूसरा कि बेसन के साथ पानी मिलाकर ठीक से फेंटता नहीं होगा तो लोद-गोद रह जाता होगा।

कोई वीडियो कॉल नहीं। कोई अब की तरह व्हॉट्स अप पर दनादन तस्वीरें भेजने का काम नहीं और न ही उधर से तस्वीरें भेजने की मारामारी। बस शाम के वक़्त रूटीन कॉल जिसका पहला वाक्य- ऐ विनीत! तुम दोपहर में पूछ रहा था कढ़ी के लिए तो बनाया था?

बनाए भी, फ़ेसबुक पर फोटे भी लगाए और खाए भी।

कैसा बना था?

अच्छा बना। इस बार पकौड़े में गुठली नहीं बनी और पकौड़े के भीतर कढ़ी ख़ूब अच्छे से चली गई और तोड़ने पर उसी तरह टूटा जैसे तुम्हारे बनाए को तोड़ते ही लीची के छिलके जैसे अलग हो जाते हैं।

वाह! तुमको पचहत्तर तरीक़े से बोलने-लिखने आता है तो एक पर एक उदाहरण देकर फ़ोन पर ही समझा दिया कि कैसा बना। हमलोग तो बनाते हैं, घर में मर्दाना को पसंद आ गया, हो गया कहानी ख़त्म।

मनोरमा से फ़ोन पर तब किसी चीज़ के बनाने के बारे में पूछता जब बनानी होती, एक-दो दिन या कुछ घंटे पहले और बाद में वो पूछती कि बनाया कि नहीं और मैं विस्तार से बताने लग जाता कि कैसा बना, कितना बना, क्या कमी रह गई! मेरे बताने के ढंग और बाद में यह कहने पर कि मैंने ये सब फ़ेसबुक पर लिखा भी है, कहने लगी- अच्छा! कहते हैं बचवा सबके कि हमको दिखा दे।

दीदी से आमतौर पर कहानी दूसरे ढंग से शुरू होती। जिस दिन घर में रहना होता, दिन के ग्यारह-साढ़े ग्यारह बजे और सामान्य दिनों में सात-सवा सात बजे शाम में कॉल किया करता या फिर वो कॉल करती। फ़ोन उठाते ही कई बार दोनों एक साथ बोल पड़ते- रात के खाने में क्या...यहाँ तक बोलने के बाद कोई एक रूक जाता और वाक्य पूरा होने देता- क्या बना रहा है तुम? मैं बना रहा हूँ- बैंगन का भर्ता। संयोग देखो- हम भी आज बैंगन का भर्ता ही बना रहे हैं। तुम कैसे बना रहा है जैसे माँ बनाती है?

नहीं दीदी! दिल्ली में मैंने देखा कि लोग बैंगन का भर्ता बड़े ही विचित्र ढंग से बनाते हैं- गोल बैंगन को कूकर में उबाल देते हैं। उसके बाद ठंडा होने पर छिलके उतारकर पल्प अलग कर लेते हैं। इधर ख़ूब सारा प्याज, टमाटर, अदरक-लहसुन काटकर रखते हैं। कड़ाही में तेल गर्म

किया। जीरा, हल्दी पाउडर, लाल मिर्च पाउडर, किचन किंग डालकर मिला दिया। लहसुन-अदरक डाला, उसके बाद टमाटर मिलाकर ढँक दिया। टमाटर के गल जाने पर फिर कई बार कलछी-पलटे से इधर-उधर चलाया और फिर बैंगन का पल्प डाल दिया। दो-तीन मिनट पकने दिया और बैंगन का भर्ता तैयार। जाड़े के दिनों में तो हरा मटर भी डालते हैं।

अच्छा! बैंगन उबाल देने से क्या स्वाद रह जाता होगा? स्वाद तो उसे आग में पकाने पर आता है। इससे तो अच्छा है कि सब्ज़ी ही बना लें।

वही न...

इसलिए मैं आधा माँ वाला तरीक़ा अपनाऊँगा और आधा दिल्लीवाला। एक-दो बार पहले बनाया तो बहुत अच्छा बना। बैंगन तो आँच पर पकाऊँगा लेकिन टमाटर पैन में डालकर ढक दूँगा। भाप से ख़ूब अच्छे से पक जाता है। माँ सीधा सरसों का कच्चा तेल डालती है न, मैं अचार की तरह गर्म करने के बाद ठंडा करके डालता हूँ और उसी वक़्त थोड़े समय के लिए लहसुन-अदरक डाल देता हूँ। इसके अलावा सिर्फ़ नमक। हाँ, एक चुटकी हल्दी डालता हूँ और किचन किंग तो ऐसी आक्रामक चीज़ लगती है कि किसी और चीज़ का स्वाद, ख़शुबू और रंगत... अपने आगे टिकने ही नहीं देता तो मैं उसे दूर से ही दण्डवत प्रणाम करता हूँ कि प्रभु ! माफ़ करना, आपका वास बैचलर्सकिचन में संभव नहीं है।

ये अच्छा तरीक़ा है तुम्हारा, अगली बार मैं भी इसी तरह ट्राय करती हूँ।

बनाकर देखना न, अच्छा बनेगा।

जिस वक़्त मनोरमा खाना बनाया करती, वो फ़ोन पर बात करते हुए खाना नहीं बना सकती थी। उसके लिए फ़ोन पर बात करने का मतलब

और दूसरा कोई काम नहीं करना जबकि दीदी और मैं रसोई में काम करते हुए आराम से बात करते आए हैं। इस बातचीत में कई बार खाने-पीने की चीज़ों के बहाने बचपन के दिनों के वो प्रसंग याद करने लग जाते, वो शहर याद करने लग जाते जो सालों पहले हमारी ज़िंदगी से छूटकर पीछे रह गए- तुमको याद है विनीत! शंकर चाट में कितना कम घुघनी डालता, विनोदवा, चम्मच ऐसे घुमाता जैसे कि सोना तौल रहा हो।

हाँ दीदी, ख़ूब अच्छे से याद है। आख़िर आधे-आधे घंटे की लाइन में कौन लगता था। तुम तो जब बारी आती तो उठकर आती...

हाँ लेकिन कुछ भी कहो- उसका चाट का जो स्वाद रहता, वो फिर कभी किसी के यहाँ मिला नहीं।

हाँ, ये तो है...

बैचलर्सकिचन में काम करते-करते, किसी खाने-पीने की चीज़ से कहीं ज़्यादा गंध-सुगंध का ख़याल आने लग जाता। उसमें से एक लाल मिर्च को जलाने पर आने वाली गंध। हवा में एकदम से कैसा तीखापन घुल जाता।

पापा दोपहर में कई-कई महीने बाद घर खाने आते। ज़्यादातर तो हम स्कूल में ही होते... उनका दोपहर में घर आना जितना दुर्लभ होता, उतना ही आने पर मेरा घर पर होना लेकिन स्कूल के समय तक जो गिनती बार आए होंगे तो वो दृश्य और दोपहर के खाने को स्पेशल बनाने की बातें जस की तस याद हैं।

आने पर सारी बनी हुई चीज़ों में कुछ न कुछ जोड़ने की डिमाँड करते। जैसे जाड़े के दिनों में दो तरह की सब्ज़ी, चटनी, साग, सलाद, पापड़...

सब होने पर अलग से प्याज में मटर भूनना। गर्मी के दिनों में सत्तू का चोखा बनाना और पूरा एक नींबू उसके पीछे झोंक देना। इसी कड़ी में प्याज को बारीक काट लेने के बाद उसमें सरसों का कच्चा तेल, नमक डालने के बाद ऊपर से आग में एक लाल मिर्च पकाकर चूर देना। कई बार तो माँ आग में पकाने का सोचती कि पापा तब तक माचिस की तिली से ही जला देते। वो उधर जलाते, इधर मेरी और माँ की नज़रें लड़तीं और फिर पापा को सुनाकर कहती- मिल गया इसको बैठे-बिठाए एक और खेला। अब ये आपके पीछे माचिस से मिरचाय जलावेगा। पापा एकदम से तन जाते- ऐसे-कैसे जलावेगा... खाता है मिरचा जो जलाएगा?

दोपहर का खाना बना लेने के बाद बैचलर्सकिचन में एक छोटा सा प्याज काटता हूँ। पिछले पन्द्रह साल से मेरे पास माचिस नहीं होती है तो सीधे बर्नर पर एक छोटी सी लाल मिर्च पकाता हूँ। कटी हुई प्याज के ऊपर सरसों तेल-नमक पर मिर्च चूरकर डालने से पहले पूरी रसोई में वो ख़ुशबू फैलने देता हूँ और तब प्याज में मिलाता हूँ। न मैं बचपन के दिनों की तरफ़ लौट सकता हूँ, न ही उस शहर की तरफ़ और सच पूछो तो मुझे इस तरह प्याज खाना भी पसंद नहीं लेकिन जली मिर्च की गंध महसूस करने के लिए ऐसा करता हूँ। शाम को पापा को फ़ोन करके पूछता हूँ-

जली हुई मिर्च जलाकर अभी भी प्याज खाते हैं पापा?

अब कहाँ, वो सब। बह्रू ही तुमरा फ़ेसबुक पोस्ट पढ़के सुनाती रहती है और पूछती है कि मिर्चीवाला प्याज बना दें पापा तो कहते हैं- मन है तो बना लो थोड़ा सा...

यूट्यूब और सोशल मीडिया पर हर दूसरी-तीसरी चीज़ की रेसेपी है।

एक तो चीज़ों के नाम से और दूसरा कुकिंग की दुनिया के सेलिब्रिटी के नाम से। पकौड़े हैं तो प्याज, बैंगन, पालक... इन सबके और दूसरा रणवीर बरार स्टाइल के, कविता किचन अंदाज़ में तो मम्मी-पापा किचन स्टाईल। ये सारे सेलिब्रिटी इस बात को समझते हैं कि खाने-पीने की चीज़ों के साथ क़िस्से-यादें अनिवार्य रूप से जुड़े होते हैं तो अब वीडियो-रील्स में इन्हें शामिल करते हैं। इन वीडियोज़ को देखकर बनाने और फिर रेसेपी साझा करने से खाना बनाना आसान तो हो जाता है, एक हद तक एक परफेक्शन भी आ जाता है लेकिन यहाँ सिर्फ़ खाना किसे बनाना है, किसे इन सेलिब्रिटीज़ की कहानियाँ सुननी है? यहाँ तो खाना बनाने के बहाने पैदा करने हैं और इस बहाने उस दुनिया को रिक्लेम करते चले जाना है जो एक तरह से सोचें तो कभी लौटकर नहीं आएगी और दूसरी तरफ़ से देखें तो हमारे भीतर से कभी नहीं जाएगी। पिछले पन्द्रह-सोलह साल से फ़ेसबुक- इन्स्टा पर हैशटैग बैचलर्सकिचन के साथ अपडेट करते हुए यह भरोसा मज़बूत हो चला है कि हर पोस्ट और तस्वीर के साथ भारत के अलग-अलग कोने से और दुनिया के अलग-अलग देशों से दर्जनों कहानियाँ हमारी टाइमलाइन पर चलकर आएँगी। उन कहानियों में गुज़रा ज़माना होगा, खोया हुआ बचपन होगा, लोगों के मम्मी-पापा, भाई-बहन, दोस्तों का वो संस्करण होगा जो उस वक़्त या तो समझ नहीं आया या फिर जिनसे चिढ़ मचती थी और अब वो अपनी ओर खींचती हैं। स्कूल-कॉलेज के दिनों की यादें होंगी, संघर्ष के दिनों की दास्तानें होंगी और गृहस्थी बसते-बसते, बस गई का एक क्रम होगा... ऐसा होता आया है, होता चला जा रहा है।

अब, आलम यह है कि ये अपडेट करूँ- कोपल के पत्ते की सब्ज़ी। बैचलर्सकिचन की ख़ास पेशकश। कोपल यानी अरबी के पत्ते। इतना लिखने भर की देर होती है कि लोग बताना शुरू करते हैं कि छत्तीसगढ़

में इसे क्या कहते हैं, उत्तराखंड में इसे किस नाम से जाना जाता है। हम महाराष्ट्र के लोग इसे क्या कहते हैं। कोंकण में इसका क्या नाम है। राजस्थान में इसका एक और नाम क्या है? इसके बाद सिलसिला शुरू होता है अपने-अपने तरीक़े से बनाए जाने के अनुभव, किनकी पसंद के हिसाब से ऐसा बनाते हैं वो और उस टिप्पणी में कोई न कोई एक चरित्र। मसलन, पापा को गए सात साल हो गए... आपने कोपल के पत्ते की सब्ज़ी के बहाने उनकी फिर से याद दिला दी। हमारे यहाँ इसे पत्रोडे कहते हैं। उन्हें बहुत पसंद आता। जब भी वो घर लेकर आते- उस दिन उनका लहज़ा थोड़ा नरम होता। उन्हें पता था कि इसकी सब्ज़ी बनाना, मेहनत का काम है। माँ को ख़ुश करने के लिए ख़ुद ही लहसुन छीलने बैठ जाते... कोपल के पत्ते के बहाने सबके पास अपने-अपने क़िस्से, अनुभव और यादें।

अपनी फ़ेसबुक टाइमलाइन पर जब ऐसी टिप्पणियों से गुज़रता हूँ तो लगता है लोग अपने-अपने घरों में पुराने स्वेटर लेकर बैठे हैं। अब वो स्वेटर पहन नहीं सकते और न ही घर में कोई ऐसा बच्चा है जिसे वो साईज़ आएगी तो सबके सब इसकी बुनाई खोल रहे हैं, इस इरादे से कि शायद कुछ नई चीज़ बन जाए और न भी बने तो ऊन का गोला भी तो अपने आपमें एक चीज़ है ही।

सोशल मीडिया ने हम सबको प्रोज़्यूमर बना दिया है। एक ऐसा कंज़्यूमर जो पैसिव नहीं है। ऐसा नहीं है कि पहले की तरह अख़बार, टीवी, रेडियो सिनेमा ने जो पेश किया, वही देख-सुनकर रह जाए। अब बल्कि वो कच्ची सामग्री है और पक्की सामग्री देख-सुनकर यहाँ सक्रिय लोग अपने ढंग से सामग्री तैयार करेंगे। ऐसे में अपनी टाइमलाइन पर मैं जो लिखता हूँ, उसकी कहानी सिंपल जानने और बताने से बहुत दूर निकल जाती है। इतनी दूर कि जिसमें बचपन, नॉस्टैल्जिया, वो पहली मुलाक़ात,

शादी-बच्चे, घर-गृहस्थी... सब समाता चला जाए। कई बार इतनी गहराई और शिद्दत से कि मेरी लगाई तस्वीरें महज़ एक बहाना बनकर रह जाती हैं। सच पूछो तो जिस दिन लोगों ने, आपकी पोस्ट से लंबी टिप्पणी करनी शुरू कर दी, खाने-पीने पर लिखे जाने के पीछे के इरादे की जीत उसी दिन हो गई। रेसेपी माँगने के बजाए, लोग ख़ुद अपनी रेसिपी साझा करने लग जाएँ तो उस इरादे को मक़ाम हासिल हो गया जिसके लिए सोशल मीडिया पर खाने-पीने को लेकर अपडेट करना शुरू किया था। अब टाइमलाइन पर लिखना- 'गाड़ी हौले-हौले हाँको ड्राइवर बाबू...' जैसा भर हो जाता है। ख़ैर, सहजन जो अब मोरिंगा नाम से नए सिरे से पॉपुलर हो रहा है, टिंडे की पसंद-नापसंद को लेकर होनेवाली बातें, आम-पुराण... ये ऐसे ही प्रसंग हैं। मैंने हैशटैग बैचलर्सकिचन के जरिए यही चाहा कि रसोई के भीतर सबकुछ समा जाए और उस समा जाने का असर हम पर थेरेपी की तरह हो। शहर की भागमभाग ज़िंदगी से अलग एक सुकूनघर, ऐशगाह की तरह जहाँ कुछ भी किया जाना, काम या तनाव पैदा होनेवाली बात नहीं, दिन-भर की थकान और तनाव से उबरने का ज़रिया बन जाए।

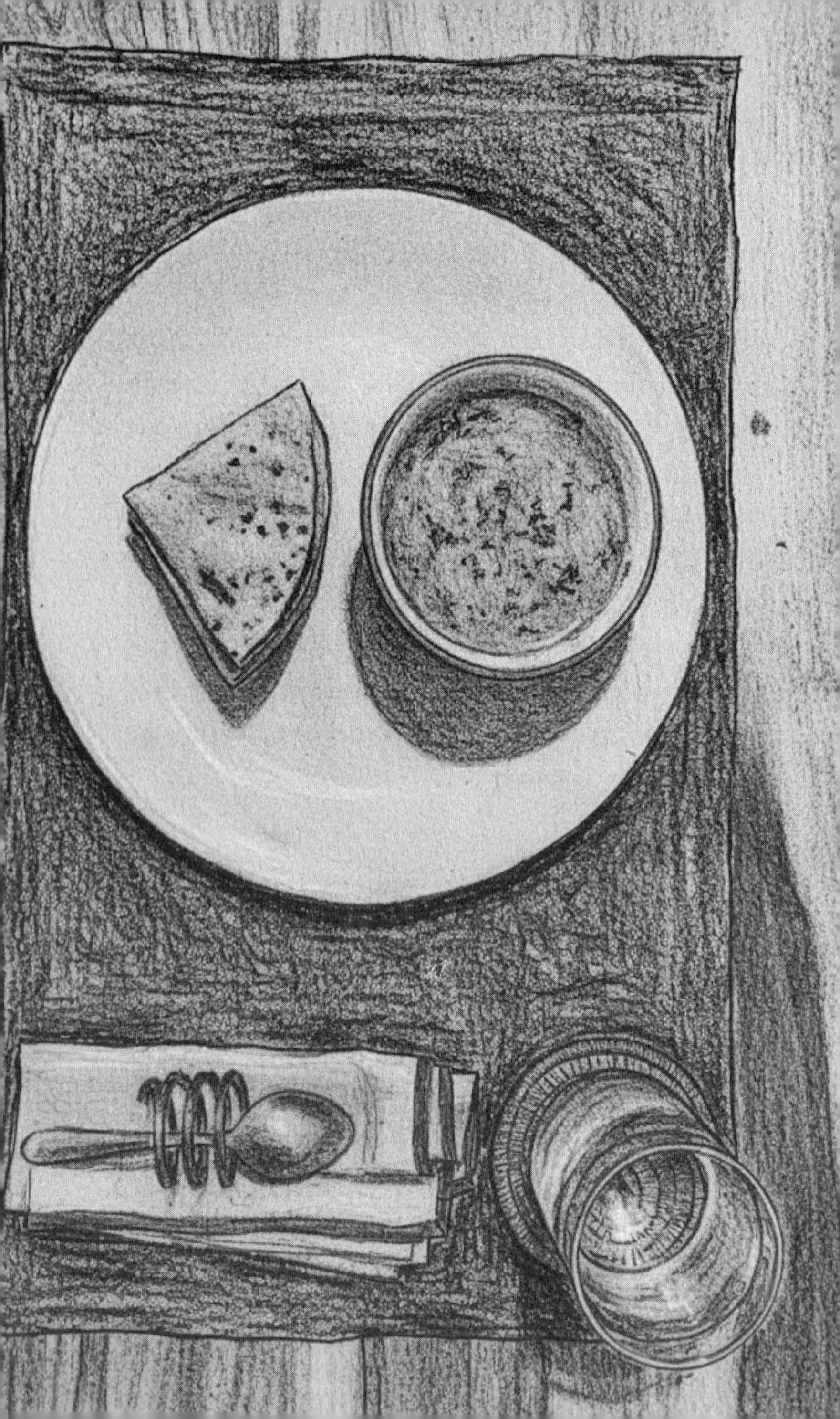

13

ये कटोरी, गिलास, चम्मच… सबके सब टेक्स्टबुक हैं

Around six years ago, I uploaded a few photographs of baby corn fritters on Facebook, using the hashtag bachelorskitchen. The responses to these posts were varied, yet a dominant pattern emerged across the comments. A lot of the reactions expressed surprise at the sight of a bachelor not only cooking innovative dishes but also serving and presenting them aesthetically. This surprise was often accompanied by implicit gendered assumptions about cooking, care, and domestic labour.

Several comments suggested that such culinary practices were merely strategies to impress women on social media platforms. It was implied that dishes such as Bhindi ki Sabzi (okra curry) and perfectly round chapatis functioned less as acts of self-sustenance and more as performative gestures aimed at increasing visibility, likes, and engagement on Facebook. Some commentators went further, questioning the longevity of my engagement with bachelorskitchen and advising a transition toward what they termed couplekitchen, thus reinforcing the heteronormative idea that sustained culinary labour is meaningful only within a heterosexual, partnered domestic framework.

More recently, one of my Facebook followers commented on my timeline: "Bachelorskitchen is nothing; it is basically *'A Randwey ki Rasoi'*." The term *randwey*, commonly used in colloquial Hindi as a derogatory slang for a man, literally refers to a widower- someone who has lost a wife or partner. The usage of this term reveals how bachelorhood and solitary domestic practices are often framed through stigma, ridicule, and moral suspicion.

During field interactions conducted for this presentation with bachelors and single individuals who cook for themselves and demonstrate an active interest in culinary practices, similar patterns of gendered ridicule were repeatedly articulated. Rohin Verma, a student pursuing a PG Diploma in Journalism and Mass Communication at IIMC, New Delhi, shared his experiences in this regard. He noted that when he cooks for his friends, particularly male peers, his actions are frequently met with mockery. The term randwey , commonly used in colloquial Hindi as a derogatory slang for a man, literally refers to a widower - someone who has lost a wife or partner. He is often labelled *mauga* , a term used in North India to derogatorily refer to a man perceived as 'effeminate' or 'unmanly'. Such linguistic expressions reinforce notions of normative masculinity by delegitimising male engagement in everyday domestic labour.

साल 2016 की दिसबंर की उस कँपकँपाती ठंड में भी नेहरू मेमोरियल म्यूजियम एण्ड लाइब्रेरी, नई दिल्ली का सेमिनार रूम हाऊसफुल है। देश और दुनिया के कई विश्वविद्यालयों के प्रोफ़ेसर, शोधार्थी, छात्र और श्रोता "Cookbooks and Culinary Practices: Food, Body and Identity in India from Medieval to Contemporary Times" विषय पर आयोजित दो दिवसीय अंतर्राष्ट्रीय संगोष्ठी में अपनी बात रखने या फिर अध्येताओं की बात सुनने यहाँ जुटे हैं। माहौल में पूरी गंभीरता है और सबकुछ इतना व्यवस्थित है कि कई दिनों की तैयारी के बावजूद मुझे भीतर से थोड़ी घबराहट होती है। वैसे तो मैं मीडिया, सिनेमा, न्यू मीडिया और पॉपुलर संस्कृति से जुड़े विषयों पर अनगिनत बार अलग-अलग मंचों से बोलता आया

हूँ, न्यूज चैनलों पर जाते रहने से स्टेज फोबिया भी चला गया लेकिन आज मैं उन सबके बीच ज़िंदगी में पहली बार खाने-पीने की दुनिया पर कुछ बोलने जा रहा हूँ। रह-रहकर दिमाग़ में एक ही बात घूम रही है कि क्या मैंने फ़ेसबुक पर बैचलर्सकिचन हैशटैग के साथ जो कुछ अपडेट किया, लोगों की प्रतिक्रिया आई और इसे लेकर जो अनुभव रहे, ये सब अकादमिक दुनिया में बातचीत का हिस्सा हो सकते हैं? और मेरी इस ऊहापोह के बीच सत्र की मॉडरेटर मेरा नाम लेकर दोहराती है And our next panellist is Vineet Kumar. The subject of his presentation is- Bachelor's Kitchen: Taste of Nostalgia, Spices of Diversity...

सितंबर महीने में सौम्या गुप्ता का एक दिन यूँ ही फ़ोन आया। हालचाल पूछने के बाद उन्होंने कहा- तुम फ़ेसबुक पर खाने-पीने को लेकर लगातार लिख रहे हो। हमलोगों ने ग़ौर किया कि तुम्हारी तरह और भी स्टूडेंट्स-सिंगल्स रोज़ का खाना बना रहे हैं, उनकी तस्वीरें लगा रहे हैं और तुम्हें टैग कर रहे हैं। कुछ ने तो ये भी लिखा है कि तुम्हारे बैचलर्सकिचन की तस्वीरें देखकर उनका भी ऐसा करने का मन हो आया। हमलोग दो दिन का एक सेमिनार कर रहे हैं, एक सेशन में तुम भी क्यों नहीं इस पर कुछ अपनी बात, अपने अनुभव शेयर करते हो? बाक़ी लोगों के काम और अनुभव को शामिल कर लो, कुछेक इंटरव्यू कर लो तो अच्छा काम हो जाएगा?

सौम्या गुप्ता। दिल्ली विश्वविद्यालय के जानकीदेवी मेमोरियल कॉलेज की आधुनिक इतिहास की प्रोफ़ेसर। औपनिवेशिक भारत के दौरान भारतीय भाषाओं ख़ासतौर पर हिन्दी-उर्दू में प्रकाशित कुक बुक्स पर रिसर्च। उन्हें न कहना बेअदबी हो जाती क्योंकि उन्होंने मुझसे कहने से पहले कुछ तो सोचा ही होगा... सो मैंने फ़ोन पर कुछ इस तरह से कहा-

मैम! आपको लगता है कि इस पर अकादमिक दुनिया में कुछ बात रखी जा सकती है? मुझे तो सुनकर ही लग रहा है कि कहीं लोग मज़ाक तो नहीं बनाने लग जाएँगे?

कैसी बातें करते हो? ये बहुत ही अलग ढंग का काम होगा और मुझे पूरी उम्मीद है कि तुम बहुत अच्छा करोगे। हमलोग तुम्हारा नाम लिस्ट में लिख ले रहे हैं। अंतिम रूप से तो मैं भी कुछ नहीं कह सकती, सेमिनार की एक सहयोगी संस्था के तौर पर हमारा कॉलेज भी है लेकिन और भी लोग होंगे जो चीज़ें तय करेंगे लेकिन फ़िलहाल तुम्हें जिस डेडलाइन पर एब्स्ट्रैक्ट भेजने के लिए मेल आएगा, याद से ज़रूर भेज देना। आगे का फिर देखा जाएगा।

फ़ोन पर बातचीत हो जाने के बाद लगा कि ये उसी तरह का कोई सेमिनार होगा जैसे आमतौर पर डीयू के कॉलेजों में होता आया है। इससे पहले मीडिया पर बोलने के लिए मिरांडा हाऊस, एलएसआर, हिन्दू कॉलेज जैसे कई दूसरे कॉलेजों में मैं जा चुका था तो लगा कि दिसंबर में है तो हो जाएगा... लेकिन एक तो खाने-पीने को लेकर बोलना और उससे भी कहीं ज़्यादा सौम्या गुप्ता ने कहा है तो एकदम से परफेक्ट करना होगा, ये दबाव ज़्यादा काम करने लगा। एब्स्ट्रैक्ट लिखने की बात के साथ-साथ अगले ही दिन से उनलोगों की सूची बनाने में लग गया कि फ़ेसबुक पर ऐसे कौन-कौन लोग हैं जो सिंगल-बैचलर नाम के साथ खाने-पीने की तस्वीरें लगाते हैं, अपना अनुभव शेयर करते हैं उनमें से कितने लोगों से बातचीत की जा सकती है, इंटरव्यू किए जा सकते हैं?

सप्ताह भर की माथापच्ची के बाद, मैंने एब्स्ट्रैक्ट तैयार कर लिया और आयोजक की ओर से मेल आने पर भेज भी दिया। थोड़े दिनों के इंतज़ार के बाद अंतिम रूप से तय हो गया कि मुझे इस सेमिनार में बोलना है। मैंने एक-एक करके ख़ुद से खाना बनानेवाले बैचलर-

सिंगल्स से बातचीत के लिए एप्रोच शुरू किया और धीरे-धीरे एक-एक करके उनसे बात होने लगी। उनकी बातें या तो लिखता या ऑडियो रिकॉर्डिंग कर लेता और बाद में टेक्स्ट फ़ॉर्म में कन्वर्ट कर लेता। ज़ाहिर है, बातचीत के केन्द्र में उनकी रसोई और ख़ुद से, ख़ुद के लिए या फिर अपने दोस्त-रूमी के लिए खाना बनाने की बातें केन्द्र में होतीं लेकिन उसके इर्द-गिर्द कई दूसरी-तीसरी बातें...बचपन के-स्कूल के दिन, छूट गया शहर-गाँव-क़स्बा, घर-परिवार, अफ़ेयर-रिलेशनशिप-ब्रेकअप, मकान-मालिक और किराये का घर... ये सब शामिल होता चला जाता। कई बार वो बातचीत इतनी मार्मिक हो जाती कि बताते हुए उनकी आँखों में आँसू छलक जाते।

लगभग दो दर्जन, बैचलर्स-किचन सिंगल्स जिनमें स्त्री और पुरुष दोनों शामिल रहे, उनसे बात करते हुए जो तीन-चार बातें समझ आईं, उनसे मेरा सबसे पहला भ्रम टूटा कि एक मैं ही अकेला नहीं हूँ जिसने स्टीरियोटाइप तोड़ने के इरादे से खाना बनाने की बात और तस्वीरें साझा करनी शुरू की बल्कि मेरी तरह इस शहर में और देश के अलग-अलग कोने से आए ऐसे बैचलर्स- सिंगल्स हैं जिनके पास अपनी कहानियाँ हैं और ऐसे प्रसंग हैं, जिसके कारण वो खुलकर सोशल मीडिया पर लिखने-बताने और ज़ाहिर करने लगे कि मैं भी खाना बनाना जानता-जानती हूँ और हमने इसे धीरे-धीरे मजबूरी के बजाए शौक़ के तौर पर डेवलप किया है। ख़ैर...

मैंने अपनी इस प्रस्तुति में ऐसे लोगों की बातें बहुत विस्तार से शामिल कीं और उस सिरे को सामने लाने की कोशिश की जिससे बैचलर- सिंगल्स की रसोई कैसे कम तेल- मसाले और संसाधनों की कमी के बीच भी ज़्यादा कलरफुल-हैपनिंग हो पाती है। घर-परिवार, माँ के हाथ का खाना मिलने के दौरान घर में जो लड़के ख़ुद से एक चम्मच तक नहीं

उठाते, वो सुविधा, वो घर और इमोशंस का कोना छूटने के बाद अब कैसे अब अपने साथ-साथ "बाबू" के लिए भी तरह-तरह की चीज़ें बनाना सीखने लगे हैं। व्हॉइट सॉस पास्ता में ऐसा हाथ साध लिया कि उसकी "बाबू" अब उसे नाम से नहीं बल्कि पास्ता बॉय कहकर बुलाती है। दूसरी ओर लाड़ से अले-ले मेरा पराँठा-भुजिया कहकर एकदम से हग कर लेती है। इन्टर्नशिप के दौरान ठीक से सब्ज़ी न बना पानेवाली लड़की न्यूज एंकर बन जाने के बाद की पहली मुलाक़ात पर आँवले का अचार लेकर आती है और टिफ़िन लौटाने की बात पर ठहाके लगाती है- अरे यार! अब मुझे इतने पैसे मिलते हैं कि फ़ेसबुक पर तुम्हारे जितने फ़्रेंड हैं, सबके लिए टिफ़िन ख़रीद सकती हूँ। इन सबकी कहानी महज़ बनाने तक नहीं थम जाती बल्कि इसके बाद से एक दूसरी कहानी शुरू होती है कि फ़ेसबुक पर कैसे फ़्लॉन्ट किया जाए जिसका लोग मतलब निकाल सकें- सुनो ग़ौर से दुनियावालों! हम घर से दूर ज़रूर हैं लेकिन हमारे भीतर एक पूरी-पूरी गृहस्थी धड़कती है। बस ये है कि आपको गृहस्थी की परिभाषा थोड़ी बदलनी पड़ेगी। हम बैचलर्स- सिंगल्स ज़रूर हैं लेकिन हमारी रसोई अकेले की नहीं है। इसमें कई लोग, कई शहर और कई-कई सपने एक साथ धड़कते हैं।

इंटरव्यू में सबने इस बात को रेखांकित किया कि बनारस, बरेली, दरभंगा, आज़मगढ़, बलिया, रोहतक, जयपुर, बीकानेर... इस तरह देश के अलग-अलग शहरों और क़स्बों से आए हमलोगों की रसोई में अब सिर्फ़ हमारे घर में खाना बनाने के तरीक़े शामिल नहीं है और न ही सिर्फ़ दिल्ली में मिलनेवाली चीज़ें हुआ करती हैं। एक ही साथ कई दूसरे शहरों, गांवों और क़स्बों से चलकर आई चीज़ें मौज़ूद रहती हैं। हमने खाना बनाने की बातें और उनसे जुड़ी तस्वीरें सोशल मीडिया पर साझा न की होतीं तो शायद हमारी रसोई में भी भारत का फ़ूड मैप मौज़ूद नहीं होता। इसने हमारी रसोई को कई शहरों-क़स्बों और गांवों का कोलाज

बनाया है। बुकनु कानपुर का तो हल्दी बनारस की। घी सोनीपत की तो चावल गोरखपुर का। सेब-नमकीन इंदौर का तो मसाला नमक मुंबई का। अचार दरभंगा का तो धनिया पाउडर पटना का। ख़ैर!

कुल मिलाकर प्रस्तुति अच्छी रही। मेरे बोल लेने के बाद लोगों ने कुछ सवाल भी किए और कुछ टिप्पणियाँ भी कीं। इस सत्र में प्रस्तुति से भी ज़्यादा मज़ा आया। मुझे याद है कि उस दौरान भी एक प्रोफ़ेसर ने हल्के-फुल्के अंदाज़ में सवाल किया - ये तो छः-सात साल पहले की बात हो गई जहाँ से आपने अपनी बात शुरू की लेकिन अब? अब ये बैचलर्सकिचन, कब कपलकिचन में बदलने जा रहा है? मैं बस मुस्कराकर रह गया, भीतर ज़रूर थोड़ी क़सक रह गई कि शायद मैं बैचलर्सकिचन के बहाने वो सारी बातें ठीक से नहीं कह पाया जो ख़ुद से खाना बनाने और रसोई में समय बिताने को खाना बनाने और घर का खाने की ज़रूरत से बहुत आगे तक ले जाती है। जो एक ही साथ कई चीज़ों से जुड़ती है और जुड़ते-जुड़ते थेरेपी तक जाती है। ख़ैर!

फ़िलहाल तो ये कि अपनी बात रखने के अलावा उद्घाटन सत्र से लेकर आख़िर के सत्र तक जब एक के बाद एक लोगों को सुना तो पहली बात दिमाग़ में आई कि यदि मैं खाने-पीने की इस दुनिया पर आगे कुछ लिखना-बोलना चाहता हूँ तो सीरियसली मुझे बहुत कुछ पढ़ना होगा। बहुत जमकर पढ़ाई करनी होगी। अभी तक तो यही लगता रहा कि मीडिया को समझने के लिए समाजशास्त्र, मनोविज्ञान, भाषा, साहित्य से लेकर राजनीति, अर्थशास्त्र, प्रबंधन... इन सारे विषयों की बुनियादी समझ ज़रूरी है, यह बात इस सेमिनार में बाक़ी अध्येताओं को सुनते हुए लगी और सच कहूँ तो ये मेरे लिए ज़्यादा बड़ी उपलब्धि रही।

सेमिनार की, की-नोट स्पीकर टोरेंटो यूनिवर्सिटी से आई प्रोफ़ेसर जयिता शर्मा को सुना। बीस मिनट तक जब उन्हें "Circulating Books and Gendering Cooks across Chinese, Arabic and South Asian Food Histories" विषय पर बोलते सुना तो लगा कि इस खाने-पीने की दुनिया के साथ जाति, लिंग, यौनिकता, पहचान की राजनीति और इतिहास के वो कितने पन्ने शामिल हैं जो हमने बहुत ही ऊपरी-ऊपरी ढंग से एमए के दिनों में आइडेंटिटी पॉलिटिक्स और सबॉल्टर्न हिस्ट्री में पढ़े थे। प्रिंट के आने से और कुक बुक्स के छपने से कैसे रसोई की दुनिया जो कल तक स्त्रियों की चहारदीवारी का हिस्सा रही, वो कितने दूसरे-तीसरे आयाम से जुड़ती चली गई। इन्स्टा पर ये सब अब संस्कारी गर्ल्स बुक क्लब हैंडल पर नियमित देखता हूँ। इस मायने में कुक बुक्स इतिहास की पुस्तकों का एक समानांतर इतिहास है। इसी तरह तोक्यो यूनिवर्सिटी, जापान की इतिहास की प्रोफ़ेसर इसाका रिहो को "Describing 'our Cuisine: Parsi Writings on Food in Colonial and Postcolonial India" विषय पर सुना तो समझ आया अंग्रेज़ों और सभ्रांत पारसियों के आपसी रिश्ते की नज़दीकी के बीच से किस तरह के व्यंजन भारत में लोकप्रिय हुए, हमारी रसोई में पहुँचे और आज़ादी के बाद नए भारत में पारसी समुदाय ने कैसे अपनी नए सिरे से पहचान बनाने और परिभाषित किए जाने की कोशिश की। इस पूरी प्रक्रिया के बीच राष्ट्रवाद के अभ्युदय और आज़ादी की ओर भारत के बढ़ते कदम के बीच कुक बुक्स में इनके निशान कहाँ-कहाँ और कैसे खोजे जा सकते हैं? इस कड़ी में जब सौम्या गुप्ता को "Culinary Codes for an Emergent Nation: Prescriptions from Pak Chandrika,1926" पर बोलते हुए सुना तो यहाँ भी प्रो. रिहो की बातों से जुड़ते तार दिखाई दिए। इलाहाबाद से साल 1926 ई. में पाक रसचंद्रिका नाम से प्रकाशित कुक बुक्स के बहाने उन्होंने बहुत विस्तार से बताया कि बीसवीं शताब्दी में शहरी मध्यवर्गीय हिन्दू परिवारों में खान-पान की दुनिया नए सिरे से

बननी शुरू हुई। इस क्रम में शुचिता से लेकर योनिकता के सवाल इनसे जुड़ते हैं।

बाद में जब साल 2024 में दिल्ली के खान-पान पर पुष्पेश पंत की किताब “From the KING’S TABLE To STREET FOOD: A Food History of Delhi” आई और मैं 377 पेज की किताब एक साँस में पढ़ गया तो पाया कि यही बात वो पुरानी दिल्ली और सिविल लाइन्स में बसे परिवारों के संदर्भ में तेजी से बदलती खान-पान शैली के संदर्भ में विस्तार से करते हैं। पंत की इस किताब के साथ मेरी बड़ी ही ख़ूबसूरत याद जुड़ी है-

इंडिया हैबिटेट सेंटर, नई दिल्ली में एक शाम इस किताब पर एक परिचर्चा रखी गयी और किताब बिक्री के लिए उपलब्ध थी। मैं चाहकर भी जा नहीं पाया, निरूपम ने मेरे लिए भी एक प्रति किताब खरीदी और मेरे नाम से पंतजी से साइन करवाई। उन्होंने मेरी उस प्रति पर लिखा-

For Dear Vineet Kumar.

Prop. Bachelor’s Kitchen!

Happy Cooking, Happy Reading.

-Pushpesh 14. X.24

निरूपम से मैं अक़्सर इस बात को लेकर मज़ाक किया करता हूँ कल को मैं बैचलर्सकिचन नाम से कोई वेंचर शुरू करूँ, इससे पहले कोई कर लेगा तो मैं यही दिखाकर कॉपीराइट क्लेम करूँगा। खाने-पीने की दुनिया पर लिखी बातों का पुष्पेश पंत जी के लिखे से बड़ा प्रमाण-पत्र क्या होगा भला! ख़ैर!

इसी तरह मैं एक-एक करके प्रोफ़ेसर- अध्येताओं को सुनता गया और इरादा पक्का करता गया कि मैं भले ही किसी यूनिवर्सिटी-कॉलेज

में बैचलर इन फ़ूड एण्ड कलिनरी प्रैक्टिसेस कोर्स में दाख़िला न लूँ लेकिन इस दुनिया के बारे में इतना तो ज़रूर पढ़ूँगा कि जितनी समझ और जानकारी इस विषय के ग्रेजुएट को होती है, मुझे भी हो... और सेमिनार ख़त्म होने के एक सप्ताह बाद से कुक बुक्स, फ़ूड हिस्ट्री और खान-पान की बनती-बदलती दुनिया पर लिखी किताबें पढ़ने और ख़रीदने का सिलसिला शुरू हो गया। इस कड़ी में पहली किताब खरीदी- "Cooking Technology: Transformations In Culinary Practice In Mexico And Latin America": Edt. By Steffan Igor Ayora-Diaz. मैंने ये किताब शीर्षक देखकर नहीं चैप्टर्स देखकर ली जिनमें शुरू के तीन अध्याय ऐसे हैं कि मुझे लगा इतना तो पता ही होना चाहिए। बाद में किताब बड़ी काम आई।

किताबों की दुनिया से निकलकर बैचलर्सकिचन नाम से एक अपनी छोटी सी ऐसी दुनिया क़ायम करने के इरादे से खाना बनाना, चीज़ों को सहेजना शुरू किया और उतनी दूर तक किताबों की दुनिया से दूर रहते लेकिन बैचलर्सकिचन ने वापस से हमें किताबों की तरफ़ मोड़ दिया। सेमिनार के बाद जब मैंने मनोरमा को बताया कि अभी तक तो सास-बहू सीरियल और रेडियो-टीवी पर ही लिखता रहा न, अब देखना तुम्हारे कूकर-कड़ाही पर भी लिखा करूँगा और सिर्फ़ फ़ेसबुक पर नहीं, अख़बारों-पत्रिकाओं में भी। सिर्फ़ फ़ेसबुक-इन्स्टा के लिए रील नहीं बनाऊँगा, ऐसे ही बड़े-बड़े सेमिनारों में बोलने जाया करूँगा...

हाय रे पगला! हम तो सोचते थे कि मुँह सुखा-सुखाकर दिन-दिन-भर किताब-कम्प्यूटर में दीदा गड़ाए रहता है तो चलो अच्छा हुआ कि कुछ बनाता-खाता है। अब ई फिर मुँह सुखा-सुखाकर खाना बनाके खाने-पीने का नहीं तो उस पर भी लिखेगा- बोलेगा! जाओ, तुमको जो मन करे, करना... तुमको तो ब्रह्मा रोक ही नहीं सकते हैं, हम औरत जात कौन चीज हैं! बाक़ी टैम-टैम से बनाके खाना-पीना मेरा बच्चा... देह-शरीर है तभी बाकी सबकुछ है...।

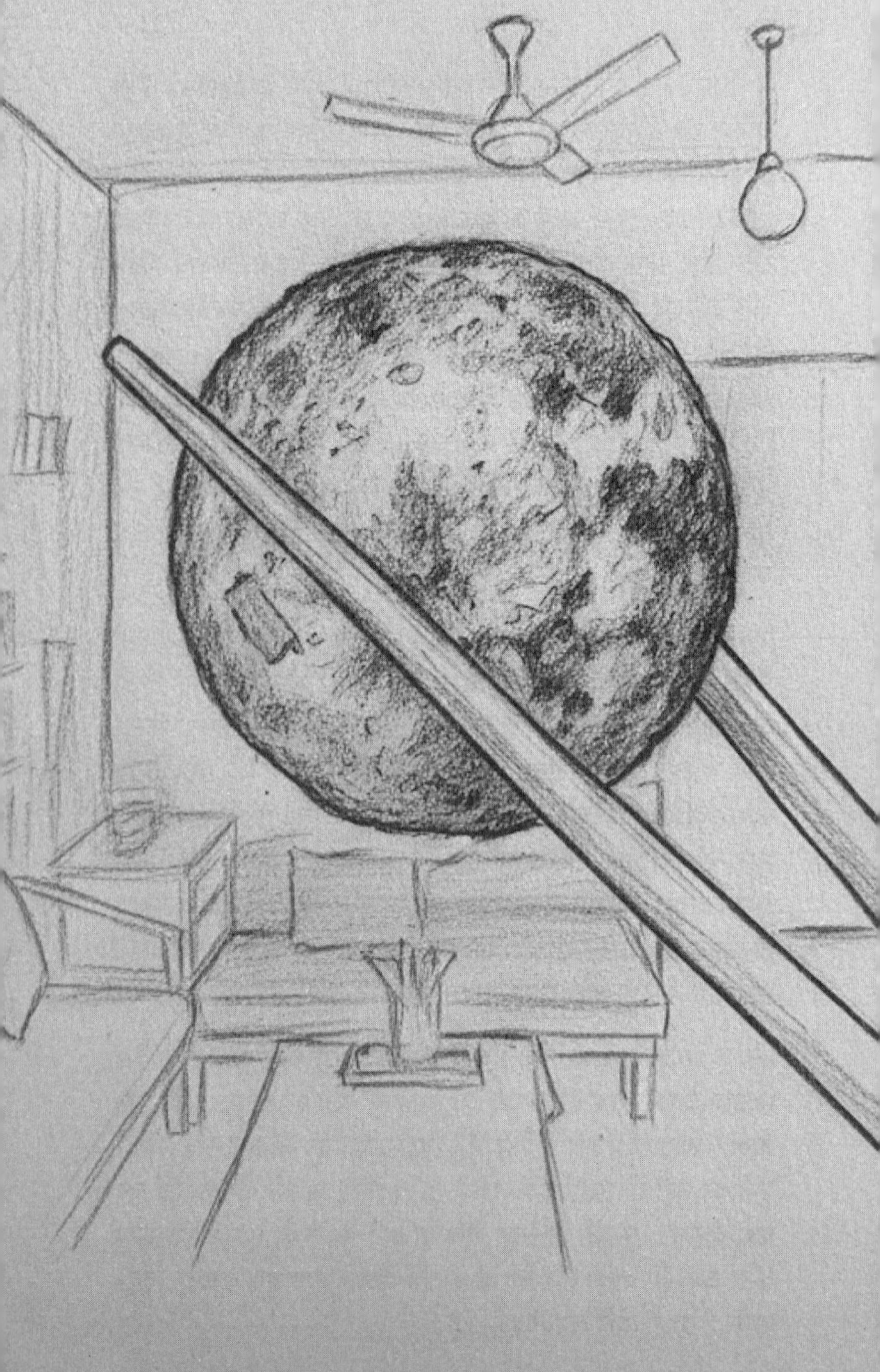

14

हैलो तोक्यो! पीलीवाली दाल कहाँ मिलेगी?

मैं उमेदा स्काई बिल्डिंग की स्काई डेक के एक छोर पर बैठा हूँ। यहाँ से तारे इतने नज़दीक दिखाई दे रहे हैं कि जैसे हाथ बढ़ाते ही टूटकर हथेली पर आ जाएँगे। यहाँ से ओसाका शहर 360 डिग्री पर दिखाई देता है। 40 मंज़िले इस दिन इमारत को एक ग्लास ब्रिज जोड़ती है, यहाँ से बाक़ी इमारतें, ट्रैफ़िक, टावर सब बिन्दु भर दिखाई देते हैं। मुझे ऊँचाई से बहुत घबराहट होती है। दिल्ली की डीडीए फ़्लैट्स तक की ऊँचाई तो बर्दाश्त कर लेता हूँ और वो भी इसलिए कि स्लेटी, गेरुए रंग की बाहरी दीवारें बाँधे रखती हैं लेकिन ग्रेटर नोएडा, गुडगाँव की हाई राइज़ बिल्डिंग के दोस्तों के फ्लैट्स पर जो दो-चार बार जाना हुआ तो दिमाग़ में एक ही बात चलती रही- न, इस ऊँचाई पर बनी फ्लैट्स में हम कभी घर नहीं बसा सकेंगे। एक बार डेक से ओसाका को चारों तरफ़ से देखने की कोशिश करता हूँ और लगता है कि ये शहर मुझे ऊपर से नीचे खींच रहा है। ठीक वैसे ही, जैसे छुटपन के दिनों में दोस्त क्रिकेट खेलने के

लिए एकदम से दरवाज़े पर आकर खींचने लग जाते। आपमें से जिनके घर छत वाले रहे हों, वो ज़रूर ये वाक्य सुनकर बड़े हुए होंगे- तू ऊपर क्या कर रहा है, चल नीचे आ। खाना नहीं खाना है क्या?

मैं उमेदा से नीचे ओसाका शहर को देखने के बजाए आसमान पर नज़रें टिका देता हूँ। अब आसमान की शक़्ल बदलने लग जाती है। लगता है ये मटमैले रंग की दीवार में बदलती जा रही है और तारे कलछुल, चाय की छन्नी, चिमटे, पलटा में बदल जा रहे हों। मेरे लिए ये सब बेहद परिचित हैं बल्कि बदलते जाते शहर और समय के बावजूद कलेजे से चिपके हुए। देखते-देखते पूरा आसमान मनोरमा रसोई के नक़्शे में बदल जाता है और अब सिर्फ़ याद आने लग जाती है मनोरमा। मनोरमा, बैचलर्सकिचन: स्कूल ऑफ़ फ़ूड्स एण्ड कलिनरी प्रैक्टिसेस नाम से कभी कोई संस्थान खोलूँगा तो वो उसकी वाइस चांसलर होगी। मुझे एकदम से उससे बात करने की तलब होती है लेकिन इतनी ऊँचाई पर नेटवर्क कहाँ, तसल्ली के लिए चेक करूँ भी तो जेब से मोबाईल तक निकालने में घबराहट होती है।

आसमान का रंग फिर से बदलने लग जाता है और अब वो हल्का गुलाबी सा होने लग जाता है। उस पर कुछ शर्ट्स, टी और प्रेमचंद की तस्वीर टँगी नज़र आने लगती है और देखते ही देखते वो नीची छतवाले कमलानगर के कमरे में बदल जाता है। मैं आर्ट्स फ़ैकल्टी याद करने लग जाता हूँ और तभी कमरे का रंग पीला होता जाता है जिसके नीचे हिस्से में गेरुए रंग के घेरे के साथ फ़ायरप्लेस दिखलाई पड़ने लगते हैं। उसके ऊपर टंगे कॉफ़ी मग और पूरा आसमान ग्वॉयर हॉल के कमरे में बदल जाता है...हॉस्टलर्स, मेस के खाने में गड़बड़ी होती तो बग़ावत पर उतर आने के अंदाज़ में कहते- जिस फ़ायरप्लेस में लकड़ियाँ जलाकर अंग्रजों ने मौज किए, अब इसी फ़ायरप्लेस में हम खाना बनाएँगे, नहीं खाना है मेस का खाना, सिस्टम हमें सताएगा तो हम उसका विरोध मौज

से करेंगे! उसी में कोई कहता- कर ले बेटा मज़े, रोकता कौन है लेकिन उससे पहले अपने रूमी से तो कह दे कि यूपीएससी के सारे नोट्स निकालकर आलमारी में रख ले। लकड़ी का ख़र्चा बचाने के लिए वो क़ुर्बान तो करेगा नहीं...हीहीहीही।

ओए मिस्टर! फ़ेसबुक पर तो बैचलर्सकिचन की इमेज ऐसी बनाई हुई है कि जैसे यहाँ ज़रूरत की एक-एक चीज़ क़रीने से रखी हुई है लेकिन ये चिमटा कहाँ है तुम्हारा! दीवार पर एक खूंटी लगाकर टाँग क्यों नहीं देते कि एक बार में नज़र आ जाए! कोई न! अगली बार आती हूँ तो मैं ही ये पवित्र कार्य अपने हाथों से सम्पन्न करती हूँ। खीखीखीखी... और कमरे का रंग एकदम से सफ़ेद होने लग जाता है और देखते-देखते मयूर विहार के टूबीएचके की छोटी सी रसोई में बदल जाता है...

मैं आसमान से भी नज़रें हटा लेता हूँ और डेक पर छिटकती रोशनी के बीच चारों तरफ़ धागे से बंधे लाल दिलों पर नज़रें टिका देता हूँ। उत्साहित और उम्मीद से भरे प्रेमी जोड़े ये दिल बाँधकर जाते हैं। जब डेक की गतिविधियों पर ग़ौर किया, तब भी कुछ बाँध रहे थे जिसका मतलब ये कि हमने आसमान की ऊँचाई तक तुम्हारे नाम की डोर बाँध दी है, इश्क़ में ज़्यादा कूद-फांद करोगे, उड़ने लगोगे तो तुम्हारी मरम्मत करने के लिए हम यहाँ मिल जाएँगे। कोई रिचुअल नहीं, कोई टोटका नहीं, बस एक ख़ूबसूरत एहसास और चारों तरफ़ टिमटिमाते लाल दिल। मैं वापस से नीचे की तरफ़ ओसाका शहर देखने लग जाता हूँ, सबके सब बिन्दु नज़र आते हैं लेकिन अबकी बार बिन्दु से दिमाग़ में कुछ और चलना शुरू होता है- बिन्दु मतलब दाल-मखनी और रोटी।

मेरे साथ की रिसर्च फ़ेलो आवाज़ लगाती है- विनीत! तुमने फ़ोटो-शोटो खींचे कि नहीं, चलो... हमलोग कुछ क्लिक करते हैं, उसके बाद बिन्दु चलना है न... देर होने पर बंद हो जाएगा। स्काई डेक पर इतनी रौशनी

नहीं है कि सबकी शक्लें बहुत साफ़-साफ़ दिखाई दें लेकिन जब भी हम इन तस्वीरों को देखेंगे तो इतना तो याद रहेगा ही कि क्या मोमेंट्स थे, किसने तस्वीरें लीं और तब हम क्या सोच रहे थे?

ओसाका शहर में ये हमारी दूसरी आख़िरी रात थी। अगले दिन क्योटो शहर घूमने जाना था और फिर अगली सुबह दिल्ली वापसी। ओसाका आने के बाद घूम-फिरकर हम बिन्दु पर आकर टिक जाते। हमें साथ के प्रोफ़ेसर ने बताया कि ये वॉलीबुड में विलेन की किरदार की भूमिका निभाती रही बिन्दु के नाम पर खोला गया भारतीय शाकाहारी रेस्तराँ है। ओसाका में वॉलीबुड के असर से ऐसे कैफ़े-रेस्तराँ चलाने का चलन है। यहाँ जब पहली बार खाना खाया तो लगा कमलानगर के स्वाति रेस्तराँ में आ गया हूँ। भीतर के माहौल से लेकर खाना परोसने तक का अंदाज़... सबकुछ वैसा ही लगा। हाँ, ये ज़रूर है कि दाल-मखनी का स्वाद बिन्दु में, स्वाति से बीस ही लगा।

जापान की पूरी ट्रिप में दाल एक मुहावरा, फ़न एलिमेंट, प्रैंक मटीरियल, जोक्स, मेटाफ़र और तक़िया कलाम सा हो गया। दिन में हम न जाने कितनी बार आपस में दाल शब्द बोलते...भले ही दो-दो, तीन-तीन दिन ख़ूब मज़े से इसके बिना हम जापान की दूसरी-तीसरी चीज़ें खाते रहे। आलम ये था कि हम आठ-दस लोग जब भी साथ होते, चाहे कॉनफ्रेंस की लंच ब्रेक के दौरान या फिर बाद में डिनर के समय, कहीं बाहर म्यूज़ियम आदि घूमने के दौरान भी तो सबसे आगे/पीछे हो जाने पर कोई कहता- हे दाल कुमार, कम फ़ास्ट...दाल कुमारी, वी ऑल आर वेटिंग फ़ॉर यू... और हम उसे अपना नाम समझकर आ जाते।

दाल की कहानी शुरू होती है एयरपोर्ट से तोक्यो शहर के तोक्यो स्टे होटल में अपना बोरिया-बिस्तर पटककर दौड़ लगाने से... सबकुछ पहले से तय था जिसमें ये बात भी कि हम जहाँ भी रूकेंगे, वहाँ की

डायनिंग ज्वॉयन नहीं करेंगे। किस कॉन्फ्रेंस में क्या दिया जाएगा, किस दिन डिनर आयोजक की तरफ़ से होगा, किस दिन ख़ुद देखना होगा... ये सब कुछ बहुत विस्तार से... हमें पूरे पन्ने की एक सूची दी गई थी जिसमें ऐसी एक-एक बात शामिल थी, यहाँ तक कि जो फ़ाईल-नोटबुक-नेम बैज-पेंसिल- नेम बैज के एन्वेलप आदि दिए गए, उनमें से हम क्या-क्या वापस कर सकते हैं और यदि रखना चाहें तो उनके पैसे ट्रिप के ख़र्च में जुड़ जाएँगे...

... तो तोक्यो स्टे से बाहर निकलने पर बमुश्किल सात मिनट पैदल चलना पड़ा कि हम हाचिको स्टैच्यू के पास पहुँच गए। शिबुया स्टेशन का इलाक़ा मतलब दिल्ली मेट्रो स्टेशन का राजीव चौक और बाहर कनॉट प्लेस की फैली चकमक दुनिया। दोपहर का समय और ज़बरदस्त चहल-पहल और रौनक़। दिल्ली से हम पाँच लोग यहाँ पहुँचे और होटल पहुँचने पर तोयो यूनिवर्सिटी, तोक्यो यूनिवर्सिटी और ओसाका यूनिवर्सिटी के कुछ प्रोफ़ेसर और रिसर्चर हमारे स्वागत में साथ जुड़ गए और लंच के नाम पर सुशी के लिए दौड़ पड़े। पहली नज़र में तोक्यो मुझे कुकबुक्स-डिस्प्ले सिटी सा लगा। छोटे से छोटे और बड़े से बड़े रेस्तराँ-कैफ़े में वो जो चीज़ें सर्व करते हैं, उनकी न केवल मैन्यू बल्कि ऑर्डर करने पर वो प्लेट-प्लैटर कैसे दिखेंगे- सब डिस्पले किया हुआ। आप मैन्यू देखने के बजाय उस डिस्प्ले को देखकर ही तय करो कि हमें क्या ऑर्डर करना है। उस डिस्प्ले में इतनी बारीक़ी कि यदि किसी पत्ती का एक छोटा टुकड़ा भी सर्व करेंगे तो वो भी उसमें शामिल होगा। ठीक वैसे ही जैसे फ़ोटो कॉपी कराने पर स्पेलिंग नहीं बदलती, वैसे ही आपके प्लेट-प्लैटर नहीं बदलेंगे। मैं उत्साह से भर गया और लगा कि कल तक जो चीज़ें हम स्क्रीन पर या छपे क़ाग़जों पर देखते रहे, उन्हें अब आँखों के सामने देख सकेंगे।

सुशी को लेकर लोगों में इतना उत्साह रहा कि हमने अलग से अपने लिए कुछ सोचा ही नहीं कि कुछ शाकाहारी खाएँ। मैंने बस इतना कहा कि मेरे लिए अलग से प्लेट न मँगवाएँ, पहले एक टेस्ट करने दें। हम सब एक शानदार रेस्तराँ में गए। ऑर्डर किया गया और मैंने इश्ता की प्लेट से एक सुशी उठाया और पहली बाइट ली कि दिल ने कहा- बेटा! तू रहने दे। तुमसे न हो पाएगा! मैं कुछ और सोचता कि साथ की वो बबली-झबली फ़ेलो ने एकदम से कहा- यार! यहाँ पीली दाल नहीं मिलेगी कहीं? सुशी के शहर में यह शब्द घुलता और शहर पलटकर कहता- व्हॉट? इससे पहले ही एक प्रोफ़ेसर ने मुस्कराते हुए कहा- व्हॉय नॉट और बड़े प्यार से पता बताया जो कि सुशी के इस ठिकाने से बमुश्किल सौ क़दम की दूरी पर रहा होगा। मैंने हौले से सॉरी बोला और उस फ़ेलो के साथ हो लिया।

उस शुद्ध शाकाहारी रेस्तराँ में पहुँचने के बाद मेरा इरादा थोड़ा बदल गया। मन ने कहा- यार! दिल्ली से हज़ारों किमी दूर चलकर आए हैं और पहला ही लंच पीली दाल और रोटी? न... तो? तो कम से कम दालमखनी तक आते हैं और हमने दालमखनी और रोटी ऑर्डर किया और उसने पीली दाल। दोनों ने आपस में शेयर किया। वापस आकर पूरा क़िस्सा सुनाया और उसके बाद से पूरी ट्रिप में दाल शब्द जियो टैग के साथ चिपक गया।

दाल, जापान, ओसाका, उमेदा टावर और बदलते आसमान का रंग... ये सब क्या है, ये सारी बातें आई कहाँ से? आपको अब तक की कहानी में ये जर्क सी लग रही होगी। मैं बताता हूँ-

हुआ ये कि साल 2016 की दो दिवसीय अन्तर्राष्ट्रीय संगोष्ठी जो कि डीयू के जानकी देवी मेमोरियल कॉलेज, नेहरू मेमोरियल म्यूजियम एण्ड लाइब्रेरी, नई दिल्ली ने आयोजित की...बेहद सफल रही।

आईसीएसएसआर, भारत और जेएसपीएस, जापान के सहयोग से आयोजित ये संगोष्ठी कुछ मायने में भारत में अपने ढंग का अलग आयोजन साबित हुआ जहाँ दो दिन तक खाने-पीने की दुनिया के बारे में इतिहास, संस्कृति और समाजशास्त्र के हवाले जो बातें हुईं वो मौज़ूदा दौर के सवालों तक गईं। इशिता डे ने कैडबरी और सोंदेश की साझेदारी में फ़्यूजन की जो बात विस्तार से की तो उसमें ये बात भी सामने आई कि कैसे परंपरा, बाज़ार और आदतें आपस में मिलकर एक नया संदर्भ पैदा करते हैं। इसी तरह एलएसआर की प्रोफ़ेसर अंजलि भाटिया ने फ़ास्ट फ़ूड ख़ासतौर पर युवाओं के बीच मैकडॉनल्ड की लोकप्रियता के पीछे के कारणों और उसकी पकड़ को लेकर जो बातें कहीं, उससे यूथ कल्चर का बड़ा हिस्सा हमारे सामने खुल पाया... और बैचलर्सकिचन को लेकर जो बातें कहीं उसमें कई सिरे से ये सारे संदर्भ थोड़े-थोड़े जुड़े।

संगोष्ठी के बाद हम थोड़ा सुस्ताते कि हमें संगोष्ठी में मिली फाइल पर अंग्रेज़ी में छपे “Bilateral” की ओर ध्यान दिलाया गया जिसका मतलब ये कि अगले साल इसी तरह का अन्तर्राष्ट्रीय कार्यक्रम जापान में भी होगा। हम यदि पूरी गंभीरता से अपने विषय पर काम करते हैं, एब्स्ट्रैक्ट भेजते हैं तो एक अच्छा अवसर हमारे लिए बन सकेगा। संगोष्ठी ख़त्म होते ही जापान में होनेवाले कार्यक्रम और एब्स्ट्रैक्ट तैयार करने की बात की जाने लगी। मैं यहीं तक रूक जाना चाहता था। मुझे लगा कि चलो, पाँच-छ: साल से फ़ेसबुक पर खाने-पीने पर कुछ-कुछ लिखता रहा, अब एक अकादमिक कार्यक्रम में भी बोल आया, अब वापस अपने मीडिया अध्ययन, विमर्श और शोध की दुनिया में लौटते हैं लेकिन कहानी आगे बढ़ गयी.

मेरे जीवन में कुछ-कुछ घटनाएँ ऐसी होती रही हैं कि कभी हर बात को लेकर जो उत्साहित रहता कि ये कर लूँगा, ये तो करना ही है, होगा कैसे

नहीं...धीरे-धीरे अंडर कॉन्फ़िडेंट होने लगा। दूसरा कि जिन चीज़ों के पीछे बहुत मेहनत की, दिन-रात एक कर दिया और लगा कि मैं इसका हक़दार हूँ... वो चीज़ ज़िंदगी में हासिल ही नहीं हुई। फिसल गई कहने से कहीं ज़्यादा बेहतर होगा कि उन्हें पूरे प्रयास से मुझ तक पहुँचने से काटा गया। ये सब बातें तब और गहराई से महसूस होती हैं जब मैं दीपावली की सफ़ाई करता हूँ और उन कोशिशों से जुड़े दस्तावेज़ सामने आते हैं। ख़ैर,

सितंबर में होने वाली इस कॉन्फ्रेंस को लेकर हमलोगों के बीच इस संगोष्ठी के ही दौरान बात होने लगी जिसका आशय ये था कि यहाँ से जाने के बाद सो नहीं जाना है, इस दुनिया के बारे में सोचते रहना, लिखते-पढ़ते रहना है। मेरे लिए तो ये नई दुनिया थी लेकिन इशिता डे, कुमकुम श्रीवास्तव, शिवांगी टंडन, सौम्या गुप्ता... इन सबकी या तो इन विषयों पर पीएच.डी. थी या किसी फ़ेलोशिप या प्रोजेक्ट के तहत किया गया लंबा काम या उनके अनुभव का हिस्सा था। वो सालों से इनसे जुड़े विविध संदर्भों के साथ काम करते आए थे बल्कि एक के ख़त्म होने के बाद दूसरे काम में लग जाते।

संगोष्ठी ख़त्म होने के बाद मैंने तय किया कि बैचलर्सकिचन-सिंगलकिचन को लेकर अभी तक कच्चा-पक्का जो भी किया है, उससे एक बात तो ये साफ़तौर पर निकलकर आ रही है कि समय की बचत और उसके लिए जुगाड़ या तकनीक की शरण में जाना, एक ज़रूरी और दिलचस्प एंगल है। मैं जब लोगों का इंटरव्यू भी कर रहा था तो वे अपनी पूरी बातचीत में इस बात को ज़ोर देकर बता रहे थे कि कैसे उन्होंने पहली बार दो बर्नरवाला गैस चूल्हा ख़रीदा। बार-बार उठकर किचेन में जाने की झंझट से मुक्त होने के लिए इलेक्ट्रिक केटल रखना शुरू किया जो कि अमूमन स्टडी टेबल पर ही रखा रहता। पानी गर्म करते, कॉफ़ी मग

में निकालते और एक टीबैग डिप करके तीस सेकेण्ड रखते और चाय तैयार। लॉ की पढ़ाई कर रहा ग्वॉयर हॉल का हॉस्टलर अमित सिंह जो कि बाद में मेरा दोस्त भी बन गया, वो तो इतना भी नहीं करता। अपनी खिड़की के बाहर लेमन ग्रास उगा लिए थे और वही सुखाकर रखता या फिर आपात स्थिति में तोड़कर लाता और सीधे केतली में ही डालकर उबाल देता। किसी सेमिनार-कांफ्रेंस में मिले मग पर डालकर बढ़ाते हुए कहता- ये सब बस साथ बैठने और बातें करने का बहाना है, चाय-कॉफ़ी किसे पीनी होती है... और इस तरह कई लोग दूधवाली चाय-कॉफ़ी के बजाए ब्लैक टी-कॉफ़ी, ग्रीन टी की तरफ़ शिफ़्ट हो गए। अमित अपने एक सीनियर की मिमक्री करते हुए कहता- बात साफ़ है जी। चाय में जब हम दूध डालबे नहीं करते हैं तो चीनी काहे डालें? किसी एक को फ़ेवर करना ठीक नहीं न है जी... लोकतंत्र में इससे बराबरी और समानता भंग होती है न जी? कुछ के लिए यूट्यूब का होना मतलब रसोई के सामने दादी-नानी-माँ के सामने बैठे होना होता, बस जैसे-जैसे बताते जा रहे हैं, करते जाओ।

दूसरा कि हैशटैग बैचलर्सकिचन के साथ जब मैंने ख़ुद खाने-पीने की बनाई गई चीज़ों की तस्वीरें सोशल मीडिया ख़ासतौर पर फ़ेसबुक पर साझा करना शुरू किया तो सिंगल्स ने इनपर कमेंट करना शुरू किया। कई बार रेसेपी पूछते, कभी बार सजावट की तारीफ़ करते तो कई बार उस दिन जो बनाया होता, उसकी तस्वीर लगाते। इधर कई जो गृहस्थी में घुटे होते, शादी-शुदा ज़िंदगी के बीच फ़ेसबुक पर चल रही चकल्लस के बीच अपनी बात रखने या उस माहौल का हिस्सा बनने के इरादे से सक्रिय होते, वो रैंडमली कमेंट कर जाते। कई बार तो ये कमेंट बहुत प्रोत्साहित करते लेकिन कई बार एकदम से दिल पर लग जाता- ये लिट्टी है? इसे लिट्टी कहते हैं...? इसे तो आपने जलाकर काला कर

दिया है। शुरू-शुरू में ऐसी टिप्पणी एकदम असर कर जाती और लगता कि यार! ये क्या बात हुई... लिट्टी थोड़ी जल गई है लेकिन स्वाद और इसकी ख़ुशबू में तो कोई कमी नहीं है। हाथ ही तो है, उन्नीस-बीस हो जाता है। मैं तब लिख दिया करता- थोड़ी जल गई है लेकिन स्वाद में कोई कमी नहीं रही। मेरी इस बात पर तुरंत टिप्पणी आती- ये हम कैसे मान लें, हमें थोड़े ही टेस्ट कराया है, कभी टेस्ट कराएँ तब हम बता सकेंगे कि कैसा बना था? बाद के दिनों में इस तरह की सफ़ाई देने का काम कम कर दिया जिसके पीछे बात बस इतनी थी कि एक तरफ़ तस्वीरें देखकर कमियाँ निकालने का काम और दूसरी तरफ़ रेसेपी बताएँ प्लीज़। मुझे लगने लगा कि ये दोनों चीज़ें एक साथ कैसे हो सकती हैं... एक-एक करके कई ऐसे कमेंट जब आने लगे जिनमें लगाई गई तस्वीर के हिसाब से खाने में कमी होती लेकिन उन्होंने ख़ुद कभी नहीं बनाया होता तो समझ आ गया कि स्वाद, रस और गंध से अलग महज़ तस्वीरों के आधार पर टिप्पणी की जा रही है। बाद के दिनों में जब किसी चीज़ में कमी नज़र नहीं आती तो उस सब्ज़ी-साग के उगाए जाने पर ही टिप्पणी कर देते- बस ये है कि नाले के पानी से न उगाई गई हो जिसका जवाब मैं इस तरह से दे दिया करता- न,न... बोलकर तो दिया है कि इसकी सिंचाई हिमालया की बॉटल से हुई है। और यही सारी बातें सोचते-सोचते मैं उत्साह से भर गया- जो लोग भी और जिस इरादे से ये सब करते आए हैं, उनका भला हो लेकिन ये हमारे अध्ययन का विषय हो सकता है। आख़िर ऐसा करने के पीछे भी लोग अपना समय, डेटापैक और मोबाईल-आईपैड-लैपटॉप झोंक ही रहे हैं। और तीसरी बात कि ऑनलाइन फ़ूड डिलिवरी का चलन शुरू होने से खाने-पीने की चीज़ों के दिखने का भी एक स्टैण्डर्ड फ़ॉर्मेट लगभग तय होने लगा। समोसे कैसे दिखेंगे ये बड़े ब्रांड के दिखनेवाले समोसे से तय होगा। वो किसी क़स्बे में पीपल के पेड़ के नीचे यूँ ही ईंट पर लकड़ी की

तख़्त लगाकर बेचे जानेवाले समोसे जैसे नहीं होंगे जिनका आकार एक सा नहीं होगा, कुछ थोड़े पिचके भी हो सकते हैं। सब्ज़ी की रंगत वैसी ही दिखनी चाहिए जैसी फ़ूड ब्लॉगर-यूट्यूबर अपनी वीडियो क्लिप में दिखाते हैं। धीरे-धीरे दिमाग़ में कैफ़े, रेस्तराँ, ब्रांडेड आउटलेट, फ़ूड चेन, ब्लॉगर-यूट्यूबर की ओर से धाराप्रवाह तस्वीरों का एक मानक रूप, जिस अंदाज़ में फ़्लोट किए जाने का सिलसिला शुरू हुआ, वो सब जगह बनाते जा रहे हैं और हमारे देखे जाने का तरीक़ा भी उसी हिसाब से बदलता जा रहा है। कुल मिलाकर डिजिटल प्लेटफ़ॉर्म पर स्वाद-रस और गंध जो कि खाने-पीने की चीज़ों के प्राण हुआ करते हैं, उनसे अलग उन्हें महज़ देखना... एक अलग ही दुनिया बननी शुरू हो गई है। मुझे इस पर काम करना है। बैचलर्सकिचन की बात को इसी सिरे से आगे बढ़ाना है... और मैंने एब्स्ट्रैक्ट भेजा- "The Emergence of Technology in Bachelor's/ Single Kitchen: From Pressure Cooker To Hashtag.

एब्स्ट्रैक्ट भेजने के बाद बाक़ी के कामों में पहले की तरह लग गया लेकिन भीतर से ये उत्सुकता तो बनी ही रही कि पता नहीं क्या होगा? कुछ दिनों तक कोई सुगबुगाहट नहीं। संगोष्ठी के बाद सौम्या गुप्ता के अलावा किसी और से मेरी कोई बात नहीं होती। एक दिन उनका फ़ोन आया- जेएएसएस से कोई मेल आई, चेक करो? मेरी तो आई है। कुछ घंटे बात बताया कि इशिता की भी आई है, कुमकुम मैम की... तुम एक बार फिर से चेक करो। मोबाईल से मैंने दो-तीन बार चेक करने के बाद कहा- नहीं मैम! मेरे पास तो कोई मेल नहीं आई है। उन्होंने कहा- कोई बात नहीं। तुमने वैसे अपनी तरफ़ से बहुत अच्छा लिखा है। इस पर जो मेहनत की है, उसे यूँ ही मत जाने देना, एक अच्छा सा आर्टिकल लिख देना। लिखूँगा।

घर लौटने के बाद दिमाग़ में ये बात तो घूम ही रही थी कि एक मौक़ा मिल जाता। अचानक से उठकर डेस्क टॉप ऑन किया, सीधे जीमेल खोला और देखा कि जेएएसएएस से मेल मेरे पास दिन में उसी समय के आसपास आई थी जब मैं सौम्या मैम को फ़ोन पर कह रहा था कि मेरे पास तो कोई मेल नहीं आई। इसका मतलब है कि फ़ोन पर इनबॉक्स अपडेट नहीं हुए थे। इस घटना का असर ये हुआ कि अब मैं मोबाइल की बजाय नियमित तौर पर डेस्कटॉप पर मेल चेक किया करता हूँ और कई बार जो मेल मोबाईल फ़ोन पर नज़र नहीं आती, यहाँ आई हुई होती है।

जेएएसएएस से मेल आने के कुछ दिनों बाद ओसाका यूनिवर्सिटी से मेल आया। ये मेल अंग्रेज़ी शब्द के "Bilateral" का व्यावहारिक रूप था यानी जो एब्स्ट्रैक्ट हमने भेजे, उन्हें स्वीकार कर लिया गया और अब हम जापान जाकर बैचलर्सकिचन की बात कर सकते हैं। मुझे वो दिन एकदम अलग सा लगने लगा। नियमित खाना बनाने और बैचलर्सकिचन हैशटैग के साथ फ़ेसबुक पर अपडेट करने को लेकर ख़ुशी हुई कि चलो, इस काम को एक पहचान तो मिल रही है...क्या पता, इससे प्रभावित होकर कुछ और बैचलर्स-सिंगल खाना बनाने की मजबूरी को शौक़ में बदलना शुरू करें। ओसाका यूनिवर्सिटी के लेटरपैड पर लिखा था-

Dear,

Dr. Vineet Kumar

I am pleased to invite you to participate in the International Workshop entitled 'Contours of Culinary Transformations in South Asia' to be held at Nakanoshima of Osaka University on 26th September, 2017. I would like to thank you for agreeing to come to Osaka and present your paper on "The Emergence of Technology in Bachelor's/ Single Kitchen." We look forward to seeing you soon.

मेल आने के बाद हम सब हरकत में आ गए। हम सब एक दिन मिले और तय किया कि आगे क्या करना है? एक बड़ा काम पेपर वर्क का था जिसमें मेरे हाथ पहले से ही तंग हैं। आप मुझसे दो हज़ार शब्द के लेख लिखवा लो लेकिन चार लाईन का ही सही, फ़ॉर्म भरने में बुखार आने लग जाता है। तय हुआ कि हमें एक अन्तराल के बाद मिलते रहना होगा, किसने क्या काम किया है, क्या पढ़ा है, वो किस दिशा में पेपर को ले जा रहे हैं, इन सब पर बात होगी।

मेरे जीवन में एम. फिल्. के पुराने दिन लौट आए जब मैं क्या आकाशवाणी भवन, क्या सूचना एवं प्रसारण मंत्रालय: भारत सरकार, भारतीय जनसंचार संस्थान, नई दिल्ली और अपनी डीयू की लाइब्रेरी सीआरएल के धुआँधार चक्कर लगाया करता। दिन-दिन-भर निकल जाता और पता न चलता। स्थायी नौकरी के लिए एक के बाद एक लगातार इंटरव्यू देने और रिजेक्ट कर दिए जाने से मेरे जीवन में जो गहरी उदासी पसरी हुई थी, कुछ पुरानी दोस्तियां इस नोट पर ख़त्म हुईं कि मैं जल्दी किसी से खुलता नहीं था, दोस्ती शब्द से घबराहट होने लगती, औपचारिक बातचीत के अलावा कुछ और बात नहीं करता था, धीरे-धीरे वो धुंध छँटने लगी। खाना बनाने में फिर से उत्साह आने लगा।

अब हम सब हर पन्द्रह-बीस दिन में मिलते। सबके पास पढ़ी गई सामग्री की सूची होती। किसका पेपर कहाँ तक पहुँचा, उनका ब्यौरा होता और एक-एक चीज़ लिखित रूप में होती। इस मामले में मैं थोड़ा सुस्त रहता। बहुत संक्षेप में चीज़ें लिखता। लेकिन जब देखा कि इशिता, कुमकुम श्रीवास्तव और सौम्या गुप्ता... सब एक-एक बात लिखकर लाते हैं, उनके पास नोट्स होते हैं तो यह काम मैंने भी शुरू किया। सच पूछो तो क़ायदे से अकादमिक स्तर पर खाने-पीने की दुनिया पर लिखने की शुरूआत यहीं से हुई। एक-सवा घंटे पूरी गंभीरता से सब अपने विषय और काम पर बात करते और आख़िर में तय करते कि अगली बार कब मिल रहे हैं? कुमकुम श्रीवास्तव देखतीं कि सारी बातचीत हो गई है तो कहतीं- अरे यार! इन बच्चों को एकदम से भूखा ही मार देना है क्या, खाने-पीने पर रिसर्च कर रहे हैं और एक कप चाय तक नहीं...इतना कहने के बाद वो अपना बड़ा सा बैग खोलतीं जिनमें घर में बनाई गई दुनियाभर की चीज़ें होतीं- ख़ास पुरानी दिल्लीवाले अंदाज़ में... एक-दो बैठकों के बाद मेरे भीतर इस बात की भी उत्सुकता रहती कि देखें, इस बार कुमकुम मैम क्या लेकर आती हैं!

मुझे बाक़ी लोगों से मिलकर-बात करके हमेशा लगता कि इन्हें कितना कुछ आता है और उस मुक़ाबले मुझे तो कुछ भी नहीं आता। ऐसा सोचते हुए मैं भूल जाता कि मैंने एफएम रेडियो पर एम. फिल्. और टेलिविज़न पर पीएच.डी. की है, जो इस दुनिया से नहीं आते हैं, उन्हें भी तो एकबारगी ऐसा ही लगेगा कि मुझे कितना कुछ पता है लेकिन मुझे तो कुछ भी नहीं। मेरे भीतर एक नए छात्र ने जन्म लिया और मैं सबकुछ शुरू से शुरू करने के उत्साह से भरने लग गया। इस क्रम में सबसे पहले अपने साथ के इन चार लोगों का लिखा हुआ पढ़ा, सबसे पेपर लिए। फ़ूड प्रोजेक्ट ग्रुप पर सबने अपने काम के अलावा भी दुनियाभर के लेख

और शोध-पत्र साझा करने शुरू किए और मैं पढ़ता गया। धीरे-धीरे मेरी दिलचस्पी इस दुनिया को लेकर छपनेवाली किताबों में बढ़ने लगी और अब घर में बैचलर्सकिचन के आगे जो डायनिंग टेबल है, उसके सामने की शेल्फ़ पर पचास से ज़्यादा किताबें सिर्फ़ इसी खाने-पीने की दुनिया को लेकर हैं।

बिना किसी कोर्स में एडमिशन लिए, बिना किसी डिग्री की कामना के मैंने खान-पान की इस दुनिया पर बहुत मन से पढ़ना शुरू किया। सबसे पहले K. T. Achaya की 'A historical

Dictionary of Indian Food' ठीक वैसी ही पढ़ी जैसे मीडिया कोर्स के दौरान मार्शल मैक्लूहान की अन्डर्स्टैंडिंग मीडियाःद एक्सटेंशन ऑफ़ मैन पढ़ी थी। उनकी दूसरी किताब 'Indian Food: A Historical Companion' ठीक उसी तरह पढ़ी जैसे ग्रेजुएशन के दिनों में आचार्य हजारी प्रसाद द्विवेदी की 'हिन्दी साहित्यः उद्भव और विकास, पढ़ने के बाद 'हिन्दी साहित्य की भूमिका' पढ़ी थी। Collen Taylor Sen की "Feast and Fasts: A History of Food in India" को पढ़ना उतना ही ज़रूरी लगा। Lizzie Collinham की लिखी किताब CURRY: A Tale of cooks and conquerors पढ़ते हुए समझ आया कि भोजन और सत्ता का कितना गहरा रिश्ता है, वो सत्ता जिसे कि मेरे दोस्त मिहिर ने अपनी किताब- 'शहर और सिनेमा वाया दिल्ली' में बहुत ही बारीक़ी से रेखांकित करने की कोशिश की है। Rukmini Srinivas की किताब 'Tiffin: Memories and Recipes of Indian Vegetarian Food' से गुज़रता हूँ तो अपनी दोस्त वंदना झा की बरबस याद आती है जो टीवी टुडे नेटवर्क की इन्टर्नशिप के दौरान टिफ़िन में दाल-सब्ज़ी लेकर आती और इधर से मैं रोटी या परांठे। तब पच्चीस-पचास रूपये भी हम सोच-समझकर

ख़र्च करते। लगातार संघर्ष करते हुए वो जब एक दिन उसी चैनल में प्राइम टाइम एंकर हो जाती है और उसके सिंगल किचन पर उससे बात करना चाहता हूँ वो सीपी आती है, साथ में टिफ़िन में आँवले का अचार लेकर आती है और मेरे मुँह से एकदम से निकलता है- इस टिफ़िन को... और वो पूरा करती है- पगला! अब हमें चैनल से उतने पैसे मिलते हैं कि फ़ेसबुक पर तुम्हारे जितने फॉलोअर्स हैं, सबको एक-एक टिफ़िन गिफ्ट कर सकती हूँ, चल! सबके एड्रेस बता... इस तरह एक के बाद एक कुकबुक्स, मेमॉयर, रिसर्च पेपर... से गुज़रते हुए मैं अपनी पढ़ाई-लिखाई और जीवन से कनेक्ट कर पाता हूँ...

जेएएसएएस इंटरनेशनल कॉन्फ्रेंस और ओसाका यूनिवर्सिटी का कार्यक्रम अच्छा हो गया। मैंने पेपर प्रेज़ेंटशन के दौरान जिस अंदाज़ में मैंने खाने-पीने से जुड़ी तस्वीरों को लेकर अपनी बात रखी और उसे डिजिटल डाइट नाम दिया, लोगों को यह रोचक लगी और उन्होंने सराहना की। प्रस्तुति के बाद कुछ सवाल आए और सुझाव जिन्हें सुनते हुए सुकून मिला कि लोगों ने मेरी बातें बहुत ग़ौर से सुनी हैं। उस वक़्त लगा कि आगे इसपर कुछ और विस्तार से लिख सकता हूँ।

मैं देर शाम होटल के कमरे में लौटकर एक छोटी सी फ़ेसबुक लाइव करता हूँ जिसमें मेरी ख़ुशी छुपाए नहीं छुपती। मेरे दोस्त का पाँच मिनट के भीतर मैसेज आता है और फिर मैसेंजर कॉल- क्यों बेटा! छँट गई न जापान जाकर उदासी... कह रहा था- नहीं जाऊँगा, जाकर क्या करूँगा? कितना भी कुछ कर लूँ, वो बिंदास लाइफ़ वापस तो नहीं आएगी! ले आ गई न अब। बेटाजी! प्रोफ़ेसरों से मिली तारीफ़ ऐसी चीज़ ही होती है कि मुर्दा रिसर्चर भी उठकर फुटनोट्स ठीक करने लग जाए। चल एनज्वॉय कर और दिल्ली आकर तगड़ी पार्टी दे। मैं उसे इस बात का बार-बार शुक्रिया अदा करता हूँ कि तुमने मुझे मोटिवेट किया।

पहले-दूसरे दिन हर दूसरी-तीसरी चीज़ की तस्वीरें लेने और मोबाईल फ़ोन पे किसी न किसी बहाने घुसे रहने, सोशल मीडिया पर अपडेट करने के बाद जब अलग-अलग यूनिवर्सिटी के प्रोफ़ेसरों और रिसर्चर्स के साथ अनौपचारिक तौर पर टोक्यो, बुलेट ट्रेन से ओसाका, क्योटो के बाज़ारों, रेस्तराँ, म्यूज़ियम... इन सब जगहों पर जाना हुआ तो मैंने ग़ौर किया कि सबके सब इस बात से पूरी तरह बेफिक्र हैं कि उनकी ज़िंदगी में कोई मोबाईल फ़ोन जैसी चीज़ भी है। पहले तो लगा कि ये तो यहीं रहते हैं तो क्या तस्वीरें लेंगे लेकिन नहीं... उनमें से कई ऐसी जगहें थीं जहाँ वे मेरी तरह पहली बार आए थे और तब भी तस्वीरें लेने-खिंचवाने और फ्लांट करने की इच्छा नहीं। उसके बाद से जब मैं राह चलते शहर के लोगों को देखते, पब्लिक ट्रांसपोर्ट, रेलवे स्टेशन आदि जगहों से गुज़रा तो हैरान रह गया। ऐसा लगा कि ये जापान के लोग बिना फ़ोन के जीवन जीते हैं। किसी पुराने हॉलीवुड फ़िल्म की तरह ट्रेनों में मुझे अस्सी-पचासी साल की उम्र के दिखते स्त्री-पुरुष किताबें पढ़ते नज़र आए। सार्वजनिक स्थलों पर एक भी शख़्स को फ़ोन पर बात करते हुए नहीं देखा। संवाद एवं संपर्क का, उनके बीच पारंपरिक तरीक़ा अभी भी ज़िंदा नज़र आया।

साथ के लोगों ने कई जगहों पर हमारी यादगार तस्वीरें खींची भी लेकिन उनके पूरे हाव-भाव में मोबाईल फ़ोन कहीं शामिल नहीं। अब उनके बीच रहकर बार-बार फ़ोन का इस्तेमाल करना, देखना और हर बात की तस्वीरें उतरना बेअदबी सी लगने लगी और मैं धीरे-धीरे फ़ोन से दूर, उनसे घुलने-मिलने लग गया। हमारी ये पूरी ट्रिप खान-पान की दुनिया पर केंद्रित रही तो हम अलग-अलग सिरे से उसी के आसपास बातें करते। सोशल मीडिया पर पहले जो अपडेट किए, उन्हें देखने के बाद मुझे पढ़नेवाले मीडिया संस्थानों के लोगों ने मुझसे सम्पर्क किया।

भारत में बनारस को क्योटो बनाए जाने और अहमदाबाद से मुंबई बुलेट ट्रेन चलाये जाने की बात चर्चा में है। वो मुझसे चाह रहे हैं कि मैं उनके अख़बार, वेबसाइट के लिए बुलेट ट्रेन यात्रा के अनुभव और क्योटो शहर पर निर्धारित शब्द संख्या में लेख लिखकर भेजूँ। मैंने साफ़ मना कर दिया। अव्वल तो सुबह से शाम तक हमारी दिनचर्चा इतनी चुस्त होती कि किसी और काम के लिए समय ही नहीं निकल पाता और उससे भी ज़्यादा ये कि मैं जिस काम के लिए यहाँ आया हूँ, आयोजकों ने हमारे लिए जो व्यवस्था की है, उसमें डंडी मारकर मैं अलग से ये काम क्यों करूँ? मीडिया संस्थानों के लिए ये इतना ज़रूरी मुद्दा है तो फिर अपने ख़र्चे पर अपने संवाददाता को क्यों नहीं भेजते? और कुछ नहीं तो उन्हें कम से कम रूटीन रिपोर्टिंग और एडिटिंग मशीन की संतानों के बीच से पैदा की जानेवाली मजबूरी से थोड़े दिनों के लिए राहत मिलेगी। मैंने किसी को कुछ भी लिखकर नहीं भेजा और न ही इस बात के लिए तैयार हुआ कि कोई कोट दे दूँगा, आप उसे लेख की शक़्ल दे देना।

जेएएसएस कॉन्फ्रेंस की शुरूआत के पहले की शाम हमें शानदार डिनर कराया गया था लेकिन कॉन्फ्रेंस के दिन लंच या किसी तरह का कोई भोजन नहीं। हमें पहले से ही बता दिया गया था कॉफ़ी-चाय और कुकीज़ तो उपलब्ध रहेंगे लेकिन लंच या डिनर जैसा कुछ नहीं। जापान में आयोजकों ने बहुत ही गंभीरता और सादगी के साथ कॉन्फ्रेंस कराया। उसे बेवजह शोर, औपचारिकता और बनावटी उत्सव में नहीं बदला। न तो जेएएसएस में और न ओसाका यूनिवर्सिटी में ही। ओसाका यूनिवर्सिटी में तो हम सब बताई जगह पर ख़ुद पहुँचे। सुबह नौ बजे से शाम साढ़े पाँच तक वहीं रह गए। कोई औपचारिकता नहीं, कोई पुष्प-गुच्छ, माल्यार्पण और स्वागत भाषण नहीं। पूरी उर्जा और समय निर्धारित विषय पर अपनी बात रखने और सवाल-जवाब करने में लगाई।

तोयो यूनिवर्सिटी, टोक्यो में एक ही साथ कई सेमिनार हॉल में अलग-अलग थीम पर चल रही इस कॉन्फ्रेंस के बीच जब लंच ब्रेक हुआ तो हम बाहर, एक बड़े से सुपर स्टोर में गए। वहाँ देखा कि शकरकंदी से लेकर सीताफल (पम्पकिन) सब भाप में पकाकर पैक्ड मिल रहे हैं। मुझे अपने डीयू की आर्ट्स फैकल्टी के बाहर शकरकंदी और कमरख के बीस के पत्ते की याद आ गई और मैंने एक पैकेट लिया। अच्छा लगा...फिर शाम में पम्पकिन ट्राय किया और रात में खाने की समस्या लगा कि हल हो गई। जब सारे लोग रेस्तराँ-कैफ़े जाते तब तो ठीक नहीं तो मैं पूरी तरह स्टिम्ड वेजिटेवल्स पर शिफ़्ट हो गया और मुझे इसमें मज़ा आने लगा।

शरीर एकदम हल्का महसूस होता, दो-ढाई घंटे बाद भूख मिठास लिए लगती कि हाँ, कुछ खाना चाहिए लेकिन ऐसी नहीं कि ज़बरदस्त क्रेविंग हो रही है और सामने जो दिख जाए, खाने लग जाएँ। दुनियाभर की ऐसी पत्तियाँ और फल मिलते कि आप खरीदो और खाओ। यहाँ दिल्ली में मेरे दोस्तों और घर में माँ-भाभी को लग रहा था कि बाहर जाने पर पता नहीं क्या खाएगा, कैसे खाएगा... धीरे-धीरे अभ्यस्त होता चला गया और जापान से लौटने के बाद वो एक सुंदर आदत में बदल गई।

बैचलर्सकिचन में दुनियाभर की चीज़ें होने के बावजूद सप्ताहभर में तीन से चार बार स्टिम्ड वेजिटेवल्स खाना, आदत में शामिल हो गया। जापान साथ गए लोगों को तब लगा था कि ये सब मजबूरी में खा रहा हूँ, बाद में मैं सोशल मीडिया पर रेगुलर तस्वीरें शेयर करने लगा तो मज़े लेकर कहते- एलीट हो गए एकदम से तुम तो...

ओसाका यूनिवर्सिटी के प्रोफ़ेसर बिन्दु बोलने के बाद मेरी ओर मुस्कराते हुए देखते हैं, मैं भी मुस्कराता हूँ और दोनों के मुस्कराने का मतलब होता है- फिर से दाल! उन्हें बीच-बीच में बोली गई मेरी हिन्दी पसंद आती है और मैं उनसे उर्दू सीखने के दिनों के बारे में विस्तार से जानना

चाहता हूँ। क्योटो शहर घूमने के बाद जब हम पैगोडा से थोड़ी ही दूर पर बने सागानो रेस्तरां में आलथी-पालथी मारकर योटोफू खाने बैठते हैं और वो मुझे काँटे-चम्मच के बजाए इत्मिनान से चॉप्सटिक से खाते हुए देखते हैं तो उन्हें बहुत अच्छा लगता है। वो मेरी तारीफ़ करते हैं। सारा खाना भाप में पकाया हुआ और इतना हल्का कि खाने के बाद आप सीधे स्टडी टेबल पर बैठकर काम करने लग सकते हैं। मैं डूबकर खाने लग जाता हूँ।

लंच के बाद, क्योटो शहर घूमते हुए मुझे अपनी सबसे प्यारी और मेरे लिए फिक्रमंद अपनी सुपर सीनियर दोस्त की याद आती है जो मेरे हर दूसरे-तीसरे बर्थडे पर बैचलर्सकिचन की रंगत बनी रहे, इस मज़बूत इरादे के साथ ख़ूब सुंदर-सुंदर कटलरी देती आयी हैं। बैचलर्सकिचन के राइस कूकर का रंग लेमन यलो है, वो उनकी ही पसंद और दिया गया उपहार है। मैं उनके लिए बरबरी टी ख़रीदता हूँ जिसकी एक प्याली वो प्यारी सी महिला ये कहकर पिलाती है कि आप न भी खरीदोगे, ये स्वाद तो याद रह जाएगा।

क्योटो शहर सचमुच बहुत सुंदर शहर है, लेकिन पूरी आवोहवा में एक गहरी उदासी भी है। सितंबर के महीने में, मैं इस शहर का कोना-कोना देख लेना चाहता हूँ और समझना चाहता हूँ कि इस समय भारत में बनारस को जो क्योटो बनाने की बात चल रही है, बनारस को वैसा होना चाहिए कि नहीं। उस वक़्त तो मैंने कुछ नहीं लिखा लेकिन वापस अपने शहर दिल्ली आकर लिखा नहीं, बनारस को बनारस ही रहने दिया जाए, क्योटो नहीं। बनारस के लोग उस चुप्पी और उदासी के साथ जी ही नहीं सकेंगे। जिस बनारसी के भीतर से बतकही चली गई और फक्कड़पन ग़ायब हो गया, उसके बीच फिर बनारस कहाँ रह जाएगा।

दिल्ली से चलते हुए यहाँ की जो अपनी छोटी सी दुनिया है, मुझे इस दुनिया ने बताया कि तुम क्योटो से ज़्यादा कुछ मत ख़रीदना, बहुत मँहगा शहर है। इस दुनिया के लोगों की बात याद करते हुए सबके लिए मैं क्योटो से ही उपहार ख़रीदता हूँ। स्टेशनरी और ख़ासतौर पर क़ाग़ज की शॉप पर तो डिज़ाईन और रंग की शक़्ल में ऐसे चुंबक लगे होते हैं कि आप देखते ही वहीं चिपक जाओ। सबके लिए कुछ-कुछ ख़रीदने के बाद मेरी नज़र एक बुकमार्क के पैकेट पर चली जाती है। मैं उलट-पलटकर वापस रख देता हूँ।

क्योटो से ओसाका वापस अपने होटल में लौटते हुए देर शाम हो जाती है। अगली सुबह यहीं से दिल्ली के लिए फ्लाइट है। यहाँ से सब अलग-अलग वापस अपने-अपने शहर की तरफ़ लौटते हैं। वहाँ के कुछ प्रोफ़ेसर को तोक्यो लौटना है। वो बारी-बारी से विदा लेते हैं और उपहार का पैकेट पकड़ातें हैं, मुझे भी। सबसे विदा लेने के बाद मैं जब वापस अपने कमरे में आता हूँ तो उपहार का वो पैकेट खोलता हूँ। उसमें यूज़ेन पेपर पर बिजिन-गा शैली में बनी पाँच स्त्रियों की छवि है जो एक-दूसरे को देख रही हैं और साथ में है वो बुकमार्क जिसे कि मैंने स्टेशनरी की उस शॉप पर उलट-पलटकर छोड़ दिया था। बुकमार्क देखकर आँखें एकदम से छलक जाती हैं। मैं मोबाईल फ़ोन उठाता हूँ और रूक जाता हूँ- अब क्या रूलाएगा पगले!

जापान ट्रिप से दिल्ली लौटे दो-तीन दिन ही हुए होंगे कि फेसबुक मैसेंजर पर एक लिंक फ्लैश होती है। मैं क्लिक करता हूँ, डीबी पोस्ट की लिंक है जिसमें एक लेख छपा है जिसका शीर्षक है- Tales From A Bachelor's Kitchen. स्टोरी के साथ मेरी तस्वीर छपी है और साथ में मेरी टाइमलाइन से ली गयी उस लिट्टी की तस्वीर जिसके बारे में एक ने टिप्पणी की थी- ये लिट्टी तो जली हुई है। अरबी की सब्ज़ी

की तसवीर जो कि मैंने फ्रेंच फ़्राई की शक़्ल देकर अपनी टेबल पर कभी सजाई थी। मनीष चन्द्र मिश्रा की इस स्टोरी में बैचलर्सकिचन को लेकर कई छोटे-छोटे ऑब्ज़र्वेशन हैं जिनसे बुलेट की शक़्ल में कुछ पंक्तियां निकालकर ऊपर छापी गयी हैं- “A story of how the time spent in the kitchen by Vineet Kumar during college days became a research paper presented at the Osaka University, Japan.”

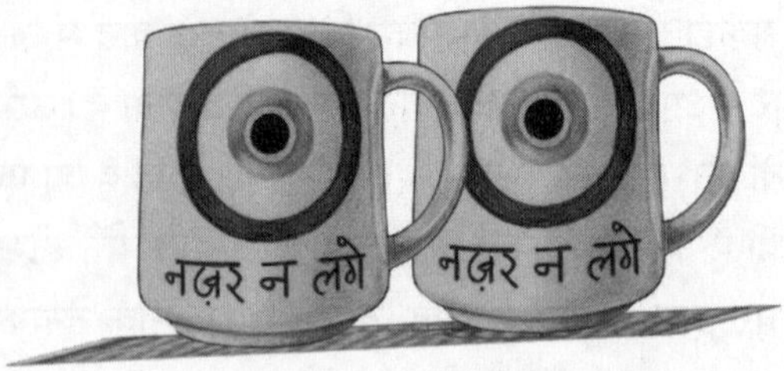